素圃医案

清·郑重光 著

郭海燕 宋冰心 崔德蓉 点校

全国百佳图书出版单位
中国中医药出版社
·北京·

U0201725

图书在版编目（CIP）数据

素圃医案 / (清) 郑重光著 ; 郭海燕，宋冰心，崔
德蓉整理 . -- 北京：中国中医药出版社，2025. 3.
ISBN 978-7-5132-9279-5

Ⅰ. R249.49

中国国家版本馆 CIP 数据核字第 2025JS4925 号

中国中医药出版社出版

北京经济技术开发区科创十三街 31 号院二区 8 号楼
邮政编码 100176
传真 010-64405721
河北新华第二印刷有限责任公司印刷
各地新华书店经销

开本 710×1000 1/16 印张 7.25 字数 93 千字
2025 年 3 月第 1 版 2025 年 3 月第 1 次印刷
书号 ISBN 978 - 7 - 5132 - 9279 - 5

定价 31.00 元
网址 www.cptcm.com

服 务 热 线 010-64405510
购 书 热 线 010-89535836
维 权 打 假 010-64405753

微信服务号 zgzyycbs
微商城网址 https://kdt.im/LIdUGr
官 方 微 博 http://e.weibo.com/cptcm
天猫旗舰店网址 https://zgzyycbs.tmall.com

郑重光（1638—1716），字在辛，号素圃，晚号完夫，安徽歙县人，为清康熙年间江浙名医。其擅长方术，临证多起沉疴顽疾，药到病除。

《素圃医案》成书于清康熙四十六年（1707），为郑重光晚年时期著作，共汇集郑氏临证医案180余则。卷一为伤寒治效，卷二为暑证治效、疟疾治效、痢疾治效；卷三为诸中证治效、男病治效；卷四为女病治效、胎产治效。书中所载医案，详实可靠——患者姓名性别，或职业官级，或患病季节居所，甚或同时诊疗的医家皆一一记录，可信度非常高；失治误治如实记载——不只记录正治医案，对于失治、误治、不治的医案亦客观记录，可起到警示后学的作用；部分沉疴顽疾治疗跌宕起伏——沉疴顽疾，本属难治，再加有时同去诊疗的医家，理念不同，病家无所适从左右摇摆，用方不同，疗效迥异，治疗过程跌宕起伏，最终素圃妙手回春，不得不令人拍案叫绝。

另素圃辨治特色从所载医案中亦多有体现：一辨病重视脉诊。医案中凭脉辨证者，十之八九，更有甚者，部分女性患者隔帏不出一语，素圊凭脉而为其解决隐幽之疾。二治疗重视扶阳。多例真阳欲脱医案中，先生用大剂姜、桂、附、参等药霸道回阳，力挽狂澜，救人于千钧；而在度过亡阳危机之后，又不忘扶阳善后，王道扶阳数月乃至数年，病家方得瘥而安。三治病询因。治病多探询病因，推究医理，方可使病家信服按方服药，且在瘥后能有所避。

　　《素圃医案》成书于清康熙四十六年（1707），共四卷，作者为郑重光。本书为郑氏医案汇编，共载医案180余则，卷一为伤寒治效，卷二为暑证治效、疟疾治效、痢疾治效；卷三为诸中证治效、男病治效；卷四为女病治效、胎产治效。郑氏善治内科杂病及妇产科，其学术思想宗于李东垣、张景岳，用药以温补为主，尤擅使用附子、姜、桂，重视扶阳，系火神派前期的扶阳医家。

　　此次点校，以1986年上海科学技术出版社刊印的裘吉生辑《珍本医书集成》为底本，因其刻印清晰，讹误较少而选为底本，以2012年人民军医出版社出版的张存悌校注《素圃医案》为参校本，为求注本简明精良，依照下述原则进行点校：

　　一、原书为繁体字竖排版，今改为简体字横排版。

　　二、原书中繁体字、异体字，一律径改为通行简化字，不出注解。

　　三、原书为旧式句号标点，今改现代标点。

　　四、原书各案无序号，为方便阅读，今增以汉字数字序号。

五、对有碍阅读的诸多冷门生僻字词作注释，以彰显文义，便于读者理解。

点校者

2024 年 9 月 5 日

余读郑素圃先生医案，而深叹先生仁育之功之大也。先生体验深，故见之独确，阅历久，故信而有征。具卓然之识，而能好学深思，心知其意，故其视人病，不啻见垣一方。苟非司命，无奈之何，先生莫不使之霍然而起。今年已老，不忍没其生平之苦心，全活之实效，举其尤大彰明较著者，笔为医案，斯真足以信今传后而垂无穷。

吾闻先生之于医，非偶然也。先生早年痛其尊公先生即逝，自伤为人子而不知医，旋又自膺疢疾，复苦医之多不精脉，不达阳生阴长之故，苟非大相乖舛，即同胡广之中庸，味道之模棱，遂致宛转于药炉间者。凡五年，用是忧愁发愤，恣意搜讨，上自轩岐，下迄近代，不遗余力，一旦确然有以会其指归。夫五年之久，切身之火，其间四时之更迭，七情之感触，标本虚实，脏腑传变，方剂损益，无不饮食寤寐，甘苦亲尝。始悟医之互相沿习，多事虚声，而古先圣人医之源本，方之准绳，欲求神明变化于其间，固非仿佛袭取之所能得也。

夫医之为书汗牛矣，穷年涉猎，而无当于治，虽多亦奚以为？今缝掖之儒，无论帖括稿本，匝地弥天，即自谓羽经翼传，著述哀然。求其接孔孟心传，千百中无有也。苟能体之身心，验之实践，则求之六经四子而有余，先生之于医，亦若是而已矣。灵经素难，先生之六经也；仲景东垣，则先生之濂洛也。本身征民，先生之道，其庶几乎。

吾观医案之中，凭脉者十之八九，三指不明，误人七尺，先生之脉精矣；参之望闻者勿论，则隔帏不出一语，而能决其为幽阴之隐疾也。意得者十之一二，医者意也，先生之意神矣。则观市中之多鲴鱼，而能知其中毒；见几上之葡萄干，而能知其舌之非不可治也。如此者不能胪举，要皆他医敛手莫措，而先生迎刃奏功，则先生之医案，其可不流传以示后世哉？

且医案不可与医方同日语也。先是先生之曾祖梦圃公，有墨宝斋经验方，焦弱侯太史公序而行世，闻有秘方，不惮数千里购之。虽重赏勿恤，兵燹之后，板多散佚，先生重修而广布之。然方虽良，必视乎证，苟证之疑似，介乎毫芒，则犹恐不免于泥古谈兵，按图索骥。案则详于证而方具焉，如法家之成案，供其事之始末而判其尾；又如禅家之公案，举其语之触背而透其宗。后之留心于此者，取而例之，而参之其通变，不尤足多乎哉！或疑先生医案中，多著他家之误，何也？曰：是先生之仁也。先生悃愊无华，非若李士材之工于排俗，而于医之误者，必备载之。

世之病而死者半，医而死者亦半。徒避彰短炫长之小嫌，而使后之误者踵其误，是听人之相藉以死，先生不忍为也。且讳其人而第著其误，何伤乎？故曰仁也。或疑先生医案中偏于温补，何也？曰：非偏也，亦先生之仁也。吾闻阳道舒，阴道肃。故乾统乎坤，卦昼于一阳，所以生生不已之元也。万物体阴而用阳，二气屈阴而伸阳，圣人贱阴而贵阳。人之身，阳不尽，则不死，阴不盛，则不病，而道家谓阴尽而后仙。此其旨惟先生明之，故医案所载，得姜桂而起者为多。夫过于辛温，投以清凉即解，一失于苦寒而顿殒者，比比也。且先生非胶柱而鼓者也，故曰亦先生之仁也。先生仁被斯人之功大矣哉。

彪不敏，时有采薪，唯先生托命焉。会先生卷帙有成，一二同志将寿诸梨枣，因踊跃以襄不朽。但愧言之少文，又无能窥见阃奥。以当年侍先君子时，时与闻导引，得诸过庭之言，今读是书，触绪而有合也，故不揣而序之如此。

时康熙丙戌夏五月小暑日同里后学许彪又米甫拜撰

自序

夫人身命之所系，阴与阳而已。阴阳和而生意遂焉，偏胜则害，汤液所以救其偏而和之也。是故药之为性，不寒则温，不升则降，不补则泄，不泻则涩。而自轩岐以来，圣神辈出，悉皆兼收并蓄，待用无遗，而曾不敢为画一之规，使去温取寒，存补废泻者。凡欲以药性之偏，救人气血之所偏也。

自朱丹溪殿于张刘李三家之后，成一家之言而为之说，引日月之盈亏，以喻阳常有余，阴常不足，遂印定后人耳目，专事苦寒以伐真阳。呜呼，夫人身气血之所偏，而率皆阳盛而阴虚也，丹溪之治亦无误焉？不然！真阳既亏，而复甚之，苦寒以伐之，其亦不仁甚矣。经曰：阴平阳秘，精神乃治。又曰：阴阳离决，精气乃绝。夫曰平，则不欲过盛可知；曰秘，则当宝护可知；曰离决乃绝，则阴精不独绝可知，阳气亦离决可知。然则圣言具在，司民命者，且必专事苦寒以伐真阳也耶？张介宾有言：刘朱之论不息，轩岐之泽不彰。辞虽过激，用意良深。

不佞寄居芜城凡三十年，每当临证施治，辄不敢谬执成见，而必消息详审，察气血之所偏，究病因之所极与其情之所欲得。治既效，则录其颠末以备参考。案牍繁多，兹简其即用先圣成法与治合丹溪，后人不尽眩惑之证，束而庋之。独摘其亢害疑似之证，汇成四卷，用示门人。会又米、且硕、绣天诸君，欲为捐资，付之剞劂。余曰：溯医学之源，察阴阳之理，轩岐奥典则具在矣。各家阐发，亦有可参，胡区区乎胶固为？然以尊《内经》之旨，补专事苦寒之偏，而于以和阴阳而遂生意，则是编也或不无小补焉，不揣固陋，用质大方，凡我同心，幸为裁正。

康熙丁亥小暑后三日，新安素圃老人郑重光题于守一斋，时年七十。

目 录

| 伤寒治效 |

一、魏虞成学博①，壬申秋得伤寒似疟。诸医皆以柴葛解肌，枳朴化滞，或作疟治，而寒热无定期，且无汗解。因热不退，又进大黄丸下之而不便。至十八日，招余诊视。脉来弦细而紧，三脉皆阴，舌黑而滑，干哕不休，频欲饮汤，甫②下咽，即呕出，而水倍之，当胸结硬，腹亦微痛。告之曰：余治法不类诸医，恐不相信也。此证已转虚寒，非温剂不效。舌黑而滑，肾水凌心；饮汤即吐，引水自救，皆属少阴。况已汗已下，而邪犹不解，反增呕哕，阴躁不眠，乃亡阳之机，常药不效。遂立方用生附子三钱，茯苓四钱，干姜二钱，甘草五分，乃茯苓四逆汤也。令其多迎高明参议，未敢奉药，唯团弘春首允，他皆不然。至暮乞药于余，服二剂躁定，四剂舌退黑，六剂热除，八剂呕止，能进谷汤。照此药再加半夏，八九日后，粥食渐进，而大便冷秘不通，兼服半硫丸五日，大便方通而病解。计服温药一月，甫能离床。

二、又如君汪，庚申年在瓜镇，时九月杪③得伤寒。初幼科医治，

---

① 学博：清代对州县学官的别称。
② 甫：才，刚刚。
③ 杪（miǎo）：年、月、季的末尾。

先发表，即大汗如水，继和解而热不退，益增烦躁，再投白虎、凉膈，即神昏默睡，唤亦不醒，摇之惟开目而已。病至十九日，自郡迎余至瓜镇。切其脉洪大无伦，重取则散，身重蜷卧。余曰：此因误治，寒入少阴矣。初必夹阴伤寒，宜用温经，误投表药，致魄汗淋漓，阳因汗越，益增烦躁；再服苦寒，阳气愈消，致耳聋昏睡。此少阴，非少阳也，脉反散大，乃真阳欲脱之机。特进投附子理中汤二剂，服后脉稍敛，欲小便，及就桶小便已，即寒战口张欲脱。再以理中汤重加人参，连进二剂，方阳回苏醒。次日回郡，留理中汤方药调治，半月始痊。

三、赵宅寡居蒋氏，年四十外，五月得时疫伤寒。初医未辨时疫，概作伤寒正治，发表有汗而热不退，再用清热，即干呕吐蛔。七日后延余往治，脉弦数而无力。余曰：此时疫证，乃邪自里发于表，非若伤寒自表而传于里也。初因误汗，徒伤正气，清热必定寒中，以致干呕吐蛔，急宜温中安蛔，免邪入里。即以小柴胡汤加炮姜，去黄芩，四剂呕止蛔安。而经水适至，夜则谵语，即前方加当归、赤芍、红花，作热入血室施治。至十一日，乃大战汗出而解，已身凉脉静一日一夜矣。忽复烦躁，面赤戴阳，渴欲冷饮，赤身跣足①，或歌或哭，谵妄如狂。他医有谓汗后余热未尽，当用竹叶石膏者，有谓汗虽出而里未通，宜用承气者，又有谓余先误用炮姜药贻患者，议论杂出。余答曰：皆不然，初因邪未出表而误汗，以伤阳气，致中寒干呕吐蛔，又值行经而伤阴血，气血两虚，故出战汗。幸战而有汗，邪方外解，若战而无汗，正属不治。今身不热而脉反大，乃真阳外越，不急用参附，必再战而脱。余主用四逆汤加人参，煎成而不敢服。瞬息间，病人索被恶

---

① 跣（xiǎn）足：赤脚，光着脚。

寒，方信余言。即以前四逆汤乘冷灌之，面赤渐淡，就枕略睡片刻。醒则又躁，即急煎如前大剂，亦用冷饮。方熟寐一时，及醒问前事全然不知，反倦卧于床，不能昂首矣。用参术炮姜，一月方瘥。

四、吕惟斗翁令眷，住居仪真，癸亥正月初旬，余自真州发郡，路遇令婿黄苍润兄价，执帖相招。至诊其脉，细数近疾，重取全无，舌卷焦黑，齿垢枯黄，卧床去被，露胸取凉。问其病源，初二日开窗梳头受寒，前医用麻黄汤发汗，汗出后即烦躁，因而又用石膏白虎汤，遂致如此。口索冷水，复不能咽，而房内又设火三炉。余曰病人如此怕热，何须置火？家人答以主母平素畏寒，日常所设。余曰：若此乃阴极似阳，亡阳脱证。辞不治。其时朱性生翁在座，力嘱用药，勉以四逆加猪胆汁汤主之：生附子三钱，干姜二钱，人参三钱，甘草一钱，人尿、猪胆汁各五匙，煎成灌下一半，而人即昏沉不能咽。约一时许回苏，已离魂至江口，醒云扬州医生药好，复索余药。服后熟寐，次日回阳，齿舌润滑，如常畏寒矣。继用理中生脉汤十数剂而愈。

五、续溪堪舆①方于长，年将六旬，自徽初到维扬②，为方宅卜地。时癸亥初冬，彼不知江北较冷，多啖海珍，盖覆单薄，夜受寒冷，因之头痛发热，忍隐不药，而饮食又未节，迨传至阴经，干呕胸胀，舌黑干卷，脉细如丝，方求医治。因其脉证，诸医佥③云不治，宜迁别寓。而卜地主人，不忍使迁，最后招余以定去留。余诊脉望形，答以不死。其语音清响，身轻自能起卧，无烦躁下利厥逆等证，病脉似少阴，而实太阴也。因肥甘在胃，冷结不通，食压太阴，致脉不出，中宫壅滞，津液不能上输，致舌干齿燥。用四逆汤加人参，作太阴霍乱

---

① 堪舆：风水先生。
② 维扬：扬州的别称。
③ 佥：全，都。

治法：干姜三钱，附子二钱，人参、甘草各一钱，陈皮二钱。服至六日，腹中肠鸣，冷食熔化，大便畅解二次，脉出舌润。次日黑苔转黄，胸宽思食矣。此证内实似虚，冷证似热，若不以形证相参，几至不救。要之，阳气未伤，身轻不厥，为可治也。

附误治案：全椒胡子任寓王东木兄宅，二月上旬，舟中受寒，即中阴经。王兄知医，自以桂枝姜附治之，暂减。因无发热头痛，病者漫不为意，饮食不节，酒肉无忌，致邪不解。如此半月，坐食时忽不能起立，遂困卧于床，渐变神昏谬妄，舌黑而干。迎医治疗，不识寒邪入里，食满胃中，误以舌干谬妄，认为前服热药所致。因身有红影，遂作斑狂，初用生地黄、玄参、麦冬、石膏、升麻、黄连，不效。益加犀角、大黄，如斯三日，大便不动，而病愈笃。前医自逊不辨何证，易余诊视。脉则一息二至，似雀啄之象，证则舌干而黑，身痛不能转侧，口不能言，余辞不治。因告之曰：此水极似土，《内经》亢则害之证也。今舌干不渴，阴也；脉只二至，阴也；谬妄声低，乃为郑声，阴也；身重痛，不能转侧，阴也；夜则谵妄，日则但寐，阴也；身有疹影，乃寒极于内，逼阳于外，阴斑也。具此六阴，其舌干黑者，乃寒极于下，逼阳于上，假热也。因一假热而弃六阴，悖谬殆甚。王兄力嘱，勉用附子人参茯苓四逆汤，五日脉起三至，身轻能言，稍有生机，至六日真阳欲绝，夜汗三身，遂肉瞤筋惕，脉脱亡阳，乃苦寒结阴，大便冷秘，竟成脏结，药难下膈，又延六日而殒。前方于长舌干齿燥，用四逆汤而愈。以此证之，诚误治也。存为舌鉴。

六、余青岩广文令眷，年近三十，夏初得时疫伤寒，初起不恶寒，但发热身痛目赤。用败毒散，二日微汗，而热不退。延至六七日，身发稠密赤斑，狂乱谵语，声变北音，发则不识人，似属阳明热证，但脉细如丝而弦紧，口虽干而不渴。有议用凉膈、化斑者，余以脉为主，作时疫阴斑亡阳危证，幸程至飞、团弘春定议金同。主以真武理中合剂，重用参附者五日，阳回斑散，始克有生。此余致恭同道家媳，因自如医，故弗疑而治效也。

七、吴季履兄，庚午七月间得伤寒，初不知其病状，至半月后始延余治。诊其脉弦而紧，哕声越邻，舌苔灰黑，胸发紫斑，结硬而痛，脐旁动气，大便利水。询其何以至此，答云：初医说是伤寒，不效。又医说中暑，进香薷饮二剂，遂变至此，仍欲用化斑汤，未敢煎也。余曰：此阴斑也。因冷极于内，逼其阳于外，法在不治。幸神气未昏，手足未厥，初剂用四逆汤加茯苓、半夏、吴萸，温里以治哕，次日加人参以培阳。六剂斑散利止，惟呕哕胸结不开，仍用前剂，不加增减，半月后胸开痛止。方用白术理中，计用参斤许，附子斤许，两月方起床。贻害至今，遇病必须姜附。

八、又令媳汪宅未出阁闺女，甲申春月，感寒喉痛。浙医称火，遂恣食水果，饮冷伤肺，致增咳嗽。因不温散，咳甚则吐血。又易一医，竟认阴虚，用生地黄、二冬、二母、元参等药，更加生藕汁半钟，令其冷服。服后即呕吐不止，气塞喉中，急以咳嗽吐血求治于余。及诊其脉，沉弦而紧，搏手甚紧。余曰：岂愚我乎？此脉乃沉寒痼冷，未经温散，直入于里，其证必恶寒身痛，胸中阻塞，呕逆喉痛。问之果然，诸证皆备。余曰：此当表里双温，逼寒外解。遂用桂枝、细辛、赤芍、附子、干姜、吴萸、半夏、桔梗、甘草，二剂喉不痛，亦不呕矣。如斯六日，寒邪出表，发寒战，微热微汗，邪从外解，胸塞咳嗽皆减，能食米汤矣。彼畏热药，遂中止。旬日后，因前汗未周，遍身疼转为痛痹，仍以前方去吴萸、桔梗，加当归、木通，服七八日，痛减未痊，又畏热药而止。半月后余寒内搏，腹肋大痛，呻吟不绝，盖因吐血时值行经，服藕汁冷药，经因冷阻，故当经期遂致大痛，复用前方加肉桂、五灵脂，去细辛、木通，六七日瘀血下而痛旋减。又畏热药中止，留痛经余证，至今未除。

九、方安止郡丞①，素虚寒，脉本细小。丙子年初冬，因酒后盖覆不周，感寒呕吐。次日即发热恶寒，身痛脉浮，犹有表证，作太阴病治法，用桂枝、苍术、炮姜、二陈等药，温里解肌，得汗表解。旋入少阴，脉细如丝，舌黑下利，尿如煤水。因病重又请一医参治，见舌黑而滑，作肾虚用八味地黄汤加人参，甫一剂即呕吐，半夜而增呃逆。因吐汗多，遂致亡阳，筋惕肉𥆧，大便频下，神昏蜷卧，急以真武汤换干姜，每剂人参五钱，附子三钱，日服三剂，如此十日，未少间断，方得神清利止。幸天生胃气，能进粥食，计用人参三斤，姜附二斤，医治两月，方获痊可。

十、又令郎年十五岁，因夏月贪凉食冷，致仲秋发热腹痛。初幼科医治，十日不效，令余接医。诊脉弦紧，仍以童稚治法，用温中化滞，苍、朴、桂枝、炮姜，又四五日，亦不效。以手按其痛处，则在脐旁季肋之下，此少阴部络，且年已十五，不可作童子医矣。已经汗而热不退，每日大便而痛不减，渐增烦躁，此内真寒而外假热，少阴病也，用茯苓四逆汤，暗投附子，恐病家之疑畏也。初煎服下即热退，再煎挤渣服即安卧。次日直告明用附子，照前药遵原方，加人参一钱。如此七日，热退痛除，即转咳嗽，前之季肋痛处，变为不能着席而卧。盖前痛乃外寒客于少阴，今之咳嗽，则因病而内虚寒。改用八味地黄汤加人参，十数剂咳止，方能侧卧。病后唾水，仍以八味地黄丸，两

---

① 郡丞：郡守的辅助官吏。

倍桂附，水叠为丸，服年余，乃唾止。

十一、江豫臣兄，戊辰夏病，初属周医治疗，五日后相招，脉则弦涩，身无大热，惟胸中饱胀，呕哕不息，前医用柴平汤不效。一医用枳实理中亦不效。余详辨之，病似太阴而多身热；又不下利，面目皆黄，又似阳明而尿不赤，脉不长，口不渴。盖弦脉属肝，涩主血，病夜则独语，胸腹皆痛，岂蓄血证乎？未敢遽投桃仁承气，先作厥阴蓄血，以桂枝、赤芍、炮姜、半夏、陈皮、甘草，日投三剂，胸中遂宽。至第三日，竟属厥阴，少腹急痛，不及登桶，便下紫黑血块半盆，随昏晕大汗，尊堂慌迫，以人参两许，煎汤灌下。余急往诊，脉则散大，此气随血脱也。频以人参汤进之，方汗敛人清。立候前治周医，告之曰：伤寒蓄血已下，略去伤寒二字，惟有固气一法。周医首允，复同验舌，舌则全黑，议用人参五钱，白术三钱，附子、炮姜各二钱，甘草一钱。不易方者半月，舌黑全退，饮食大进，幸血下之后，不复再便。议去附子者三日，舌复全黑，加入附子旋退。计服参附药匝月①方瘳。

十二、黄庶常翁令政②，年近四十，于五月初旬，惟熟睡不醒，呼醒又睡，胸背胀痛，呕吐不能食，不知何病，招余诊视。脉沉细紧滑，恶寒足冷，以前病论之，此少阴中寒而兼痰饮也。经曰：少阴病但欲寐，此证是矣。诸阳受气于胸中，转行于背。今胸背胀者，寒痰冷气，上参于阳部。幸未厥逆，急以四逆汤加半夏、茯苓，日投三剂。计用附子七钱五分，服至七日，即霍然起矣。

---

① 匝月：满一个月。
② 令政：敬称他人的嫡妻。

十三、黄迪人兄令眷，为方星垣兄之令爱也。夏月畏热贪凉，过餐生冷，八月初患午后发热，腰疼腹痛，大便频泻，咳嗽带血。先医数位，皆主阴虚。病经半月，招余一诊，主以肺寒咳嗽而用桂枝、炮姜，与诸医药不合，置而不用。

逾半月病剧，又增呕哕喉痛，烦躁不寐，方宅令其复请，其脉弦紧，前病属厥阴，今病将入少阴矣。而病家素畏热药，病已至此，亦难顾忌。处以桂枝、细辛、附子、干姜、赤芍、半夏、吴萸、木通、桔梗、甘草，姜枣为引，表里兼温。服至六七日，喉全不痛，得卧躁宁，泻亦大减。少阴病衰，仍归厥阴，现寒热混淆之证，尚咳嗽而不吐血，或小便不通而痛不可解，服厥阴之乌梅丸则通。或两乳肿痛欲裂，以当归四逆汤加柴胡而乳消。如此上下游走而痛者又半月，皆以当归四逆汤加附子、干姜、茯苓、半夏，兼用乌梅丸，以治诸错杂之邪。盖始病皆未以伤寒治之，致寒邪伏于厥阴，不能外解。计服桂枝姜附药四十日，里气方温，发出周身大疮，如豆磊磊然，痛楚不堪。计又半月，邪渐解而疮渐愈。医治两月，方能举箸而食。盖厥阴主血，经云厥阴病不解，必发痈脓者，此证是也。

十四、吴象采太学令堂，年近五十，春间得伤寒，初不知病状，经历四医，至四十日，始迎余治。诊得脉沉而紧，按之甚坚，全无和柔胃气，呕吐发呃，胸结如石，舌黑而滑，渴欲冷饮，而滴水不能纳。询其治法，初则发表，继则解肌，皆不效。后浙医包治，先用黄连、枳实，后用大黄、芒硝，惟下粪水，反逆上而结于胸。幸不烦躁下利厥冷，犹为可治。以生附子、生干姜、半夏、茯苓、吴萸，大剂与之，始能下咽，亦不觉辛辣。如此五日，胸前稍软，而下痛于腹矣。余曰：此病必原胃冷，误投凉药。若阳病结胸，岂堪此大辛大热？所以黄连、大黄益至坚冰，今得温剂，冰化为水，将必洞泄，勿谓热药致泻，乃前黄连、大黄未动也。倘利泻不止，仍属死证。至七日果大泻不禁，其家以余先言，竟备终事。急用人参二钱，合理中汤一剂，入腹片时即止矣。续以理中汤调理一月而瘳。

原籍山西，胃气本厚，病饿四十日，误治不伤，而人参一剂即应，所谓有胃气则生，此证足征矣。

十五、叶奉宇媳丁氏，孕三月，恶寒呕吐，腹痛下利。前医作霍乱治，至第三日腹痛而厥者三次，回苏则喉无音而竟哑。前医辞不治，其母迎余诊。其脉尺寸皆伏，惟寸口尚应指。余曰：此少阴寒证，肾脉循喉咙，散舌本。经云：肾气厥，不至舌。今寒极于下，阳气不升，致喉无音，惟救病人不能顾胎矣。病家唯唯，遂以四逆汤加桔梗，大剂灌下，片刻音出，再剂痛止，手足回温，脉亦渐出，第五日果胎堕，而产母无恙。若徘徊瞻顾，产母不救，而胎何能独存乎？

十六、许蔚南兄令眷，暑月因食瓜果得夹阴伤寒，至第七日，迎余往真州，时当酷暑，诊其脉数大无伦，重取无力，乃虚阳伏阴之脉。烦躁席地而卧者五日矣，身发赤斑，目赤畏亮，口渴频欲冷饮，复不能饮。前医不识夹阴，误为中暑，投以香薷，以致阴极似阳。余因其怀孕六月，姜附未敢即投，初用温中平剂，又属女病，不能亲视病容唇舌，脉大而虚，亦似暑证。恐热药伤胎，先以井底泥敷脐，以试其里之寒热，便投温剂。甫以泥沾腹皮，即叫冰冷入腹而痛。急令拭去，余曰：此真病状也。遂用茯苓四逆汤，茯苓三钱，附子二钱，干姜、人参各一钱五分，甘草五分，令煎成冷饮。余方撮药，病家惊畏而哭，谓人参、附子尽剂也，倘不效奈何？有孕在怀，即药效，胎将奈何？余曰：经云有故无殒，有病则病受，不伤胎也。正在迟疑，吴中璧兄曰：此吾女也，年少可再孕。接药加参，煎成立令服下。五日未寐之病人，得药便睡，醒则登床。再剂斑消热退，熟寐半夜。次日余辞曰：药效矣，病未除也，尚须药六日，倘畏热，予告去矣。病家云：药虽效，而附子、干姜必致堕胎，汝去谁为先生任过耶？因留七日，每日人参五钱，附子四钱，干姜、白术三钱，甘草一钱，服六日，胎不堕，而病回后，足月产一女，今成育。

十七、吴云翼兄秋杪赴席，夜归已寐，半夜后寒战，呕吐汗多，次日微发热，他医作阳证伤寒用汗法，汗后热愈甚，反增身痛腹疼。三日后就诊，脉细紧，身无大热，因思酒后已寐而病作，寒战不热，呕吐汗出，此病从中发，寒邪在里，不在表也。因药汗出，而身反疼，岂非误汗乎？初以桂枝理中汤解肌温里，二日不效。至夜即转少阴，而现亡阳烦躁，狂呼抚几而立，不能卧床，少腹急痛，肉瞤筋惕，两足厥冷。急用四逆汤加人参三钱，夜投三剂，至四鼓方躁定，登床得寐。次日，夫妇悲泣畏死。余慰曰：昨夜应死，今日不死矣。改用真武汤加人参二钱，六日后方能坐于床。后用理中汤加减调治，半月方愈。

治病须意会表里阴阳，此寒霍乱，初治即当用理中汤者。

十八、吴骏声大行①令政，因经行半月不止，腹痛相召。至诊其脉则弦紧也。予曰：此非血虚之脉，必因经血虚而寒袭之也，其证必头痛身疼，发热呕逆。询之果然，初以桂枝、细辛、当归、赤芍、炮姜、二陈之剂，不应。邪因药发，渐增寒热头痛，胸膈胀满，呕哕不食，脉犹弦紧，全见厥阴经病。用当归四逆汤加干姜、附子、半夏，表里双温，续续微汗，表解。因经行既久，血海空虚，邪乘虚而入血室，

---

① 大行：掌管接待宾客的官员。

夜则妄见谵语，寒热混淆，胸中热痛，口干作渴，小便涩疼。煎剂用当归、赤芍、桂枝、木通、吴萸、附子、干姜、人参、甘草，兼服乌梅丸三十粒，以治烦热便痛错杂之邪，随病机之寒热而圆活治之。两月后，经水再至，方脱然而愈。

十九、吴隐南主政①尊堂，因大劳后得时疫，初病但发热身痛，胸胀作呕，脉弦数。外无表证，此邪从内发，所谓混合三焦，难分经络者也。用芎苏饮疏解之，至第三日，两颐连颈肿痛，此邪由太少二阳而出，正合败毒散证。服二剂，邪不外解，次日反内陷而入少阴，变为胸胀呕哕，烦躁不寐。因病增剧，日请数医，皆用柴胡、苍朴、半夏、青陈皮、枳壳。余虽日到，而诊视者五人，药剂杂投，余不能肩任。至第九日，脉变细疾，烦躁下利，干呕胸满，冷汗自出，遂直告隐南曰：病危矣。不知连日所服何药，已传少阴，将致亡阳，若不急救，明日即不可治。遂立方立论，用茯苓四逆汤：茯苓三钱，附子二钱，干姜钱半，人参八分，甘草三分，留药为备卷，以俟众议。其日历医八位，皆曰不可服。延至二鼓，病人不躁，忽变为笑矣。隐南知笑为恶证，勉煎服半剂即安睡。至四鼓醒，索余药尽剂服之，又熟睡。至天明，再请不准服四逆之医，又云当服矣，但造议宜减附加参。病家崇信，减附一半，加参一倍。甫下咽，即烦躁干呕，急复相招，径去人参而加附子，随即相安。盖寒邪在少阴，重在附子，其加人参，不过助邪气耳。终竟去人参，以俟邪尽，六日后方用人参理中汤加半夏，弥月乃安。病九日而传变三经，医不明经，何能治病？

二十、黄兰孕翁令政，年五十外，壬午隆冬，病伤寒，初不知何

---

① 主政：官名，旧时各部主事的别称。

经受病。至第八日请治，脉则细紧而弦，呕哕痰涎，神昏但寐，腹痛下利，足冷舌灰，时发谵语。先治之医犹用苍朴柴苓汤，作协热下利治，指谵语为实热。余曰：病经八日，正阳尽入阴之时，已经发汗消导而神昏下利，将至亡阳。急用四逆汤以救其逆，安敢再肆疏削乎，撮附子、干姜、茯苓、半夏、甘草一剂而别。前医阻挠不决，置药不煎。至夜病剧，卜之灶神，神允余药，方敢煎服。服之即得寐，醒后神清。次日再招，相信委治，诊脉稍和，即以前药加人参一钱，日服二剂。至五日，哕利方止，继用附子理中汤，半月始愈。

二十一、吴景何翁，素有痰饮吐证，每发不能纳药，例以吐尽自止，即医用药，亦置不煎。某年秋凉，夜饮受寒，归家呕吐，继即发寒热，相招诊视。余曰：非夙疾，乃新感寒也。但本体虚冷，不同常人。治法用调中汤，桂枝、白芷、苍术、干姜、半夏、陈皮、甘草等药，温经散寒，虽日相招，竟不服药。延至五日，余激曰：今日再不服药，寒不外解，内搏于里，必下利不止矣，犹然不信。迨至初更，腹大痛，遂下痢脓血，方以余言不谬，连夜再招，急请治痢。余曰：非痢疾，乃寒邪，五日不外解，传入厥阴肝经，肝藏血，寒搏血而下痢，若以痢疾治，则误甚矣。因其身热未退，邪犹在半表，未全入里，以桂枝、细辛、生姜解在表之邪；以干姜、附子、吴萸温里之冷；以当归、赤芍、红枣和厥阴之血。日投三剂，至第三日壮热半日，得通身大汗，随即热退而痢止。若误作痢治，身热而痢，岂不殆哉。

二十二、吴佩六兄由歙暑月到扬，路受风邪，脉浮弦滑，头疼身痛，寒热而呕。初一医用桂枝、细辛、干姜、附子作厥阴治，失之过重。继余往诊，作风暑夹食，以柴葛平胃投之，因而大汗。殊不知风暑之汗，不足畏也。浙医曰：汗多亡阳，误治之矣。急用人参、黄芪敛汗，劝其进食，六七日邪不解，日晡寒热。又作疟治，用人参、何首乌截疟，复增泄泻矣。此景何翁之堂弟也，复招余治，云系代彼里中觅地，家中妻子多人，倘不治，关系匪轻，切嘱甚力。余曰：此阳明病，须断饮食，方敢经手，病家唯唯。复用十日前柴葛平胃等药，因服首乌而作泻，加入炮姜，寒热渐轻。五日后积滞频下，七八日霍然而起。病者笑曰：省用人参银数两矣。

二十三、君荣族叔，居镇江，年三十外，夏月患伤寒，初不知何证。服京口医家药，发汗过多，即小便难出。又用五苓散，服下旋通旋闭，点滴难出，少腹胀满，头汗时出，迎余渡江。脉虚大而迟，坐不能卧，气微促，不小便者三日矣。余曰：此误汗亡阳，非大剂人参不能救。时京口老医黄石仓适至，余与彼两议相同，遂用人参一两，茯苓三钱，附子一钱。服下合目片时，略有尿意，又进一剂微滴，夜又一剂，五更则频频而出，遂不禁矣。次日再以理中汤加茯苓、益智仁调治半月而康。后七年，中暑而病，尿又不通，力薄不能市参，终至不救。盖此人纵欲，肾气大虚，每病必撄^①此患。

二十四、瓜镇侯公遴，深秋伤寒，始自以为疟，饮食如常，寒热渐甚。至七日方迎至，则阳明证矣。服药五日，渐变神昏谵语，胸腹满痛，舌干不饮水，小便清长，转为蓄血证。遂用桃仁承气汤，下黑血碗许，即热退神清。次日忽小便不通，犹有点滴可出，用五苓不效，乃太阳药也。病者素清癯，年近六十，脉细而涩，此蓄血暴下，阴气必虚。经曰：无阴则阳无以化。原病阳明蓄血，仍用阳明之猪苓汤，汤用阿胶是滋阴血者也。以本方猪苓、茯苓、泽泻、滑石、阿胶，而

---

① 撄（yīng）：触犯。

加桂枝、芍药，以和营血，甫一剂，小便如涌泉矣。

二十五、方伦远兄族弟，年未二十，自歙到扬，秋杪伤寒，先为扬城某医所治，至八日迎余。诊得脉弦而细，身微热，足冷呕逆，胸满咳嗽喉痛而吐血水，腹痛下利，阴茎内痛而尿血，夜则谵语。此证阴阳错杂，寒热混淆，乃厥阴经病也。检前医之药，乃柴苓汤也，辞不治。病人泣曰：我孤子也，家有老母，乞怜而救之。予曰：此厥阴经病，宜表里兼温，使邪外解，前医不识邪气内搏，故呕哕下利，厥阴主血，邪搏血，故上下皆出，用药与前医天渊，必须桂附，如不效，必归怨于热药矣。伦远答以大数？决不归怨。遂用桂枝、细辛、当归、赤芍、干姜、附子、木通、桔梗、甘草，姜枣为引，解肌温里，以治身热喉痛，腹疼下（利），外用乌梅丸以治呕哕、吐血、尿血，而祛寒热混淆之邪。余以一念矜怜，遂忘旁议，不意竟以汤丸二药，坚治半月而获痊。病起方初冬，而病者日已围炉烘足，设以吐血尿血为热证，岂不殆哉！

二十六、汪方伯潘姓纪纲[1]，寒夜随赴席，食席余冷物，五鼓[2]回家，即腹痛作泻，次日早辰，则喉音顿哑，外无他证，手足不冷，但脉沉细耳。

《灵枢经》曰："寒中少阴，卒然而哑。"因腹痛泻利后随哑，脉又沉细，全属少阴无疑矣。初用麻黄附子细辛汤一剂，则有喘汗之意，其身不热，寒不在表，而全入于里。易用四逆汤加桔梗，服二日，脉方略起，计每日用附子七钱五分。至第四日，犹喘厥片时，醒得微汗，其音始出。

黄成九兄未出室之女，壬戌冬杪，小便后卒然而哑，予作少阴

---

① 纪纲：即仆人。
② 五鼓：即五更。

中寒，用麻黄附子细辛汤，其时某医畏热不用，后七八日竟至不救。（附记）

二十七、方纯石兄，五月初，两颐肿痛，先为疡科所医，外敷内服，不知何药。至八日见招，肿势将陷，寒热交作。余曰：此时行之虾蟆瘟也。用荆防败毒散二剂，表热遂退，肿消大半。不虞^①少阳之邪直入厥阴，脉变沉弦，喉痛厥冷，呕吐胸胀。改用当归四逆汤加附子、干姜、吴萸。坚服三四日，得微汗，喉不痛而呕止，脉起足温尚有微肿，病家以为愈矣。次日往看，肿处尽消，但笑不休，问其所笑何事。答曰：我亦不知，脉复沉细，舌有灰苔，已笑半日矣。追思初病，必服凉药，所以少阳传入厥阴，厥阴不解，又传入少阴，少阴寒水，上逼心火，心为水逼，发声为笑。不早治之，将亡阳谵语，不可治矣。幸孙、叶两医，以予言不谬，遂用大剂四逆汤加人参三钱。服后片时，略睡须臾醒，即笑止，一昼夜共服三剂。次日肿处复起，仍用当归四逆汤加附子、干姜，三四日肿处回阳发痒起皮而解。其时有不解事者，谓予多用姜附而致狂，医难用药，有如此夫？

二十八、又令眷隔十数日，两颐亦肿而不痛，若属少阳，则脉当弦数身热。今脉弦细，身不热，亦属厥阴。始终以当归四逆汤加附子、干姜治之。服至半月，方从外解，发热脉浮，身发瘾疹，作痒而愈。彼因未服凉药，故不致内陷呕吐逆冷，而传少阴发笑也。时行虾蟆瘟一证，稽之前贤治法，皆主少阳而用辛凉，并无传经之说。然虞天民《医学正传》，谓喉痹证不可遽投凉剂，恐上热未除，中寒复生，变为发喘不休，将不可治。又陈若虚《外科正宗》亦云：饥年毋攻时毒。

---

① 不虞：意料不到。

夫饥年指正气虚也。即此二说，则前贤之发明久矣。

二十九、邵子易兄，四月间自江右回扬，素有中寒痰证，数日腹中微痛，渐次痛甚。先医者已用炮姜附子苍朴温消，继用六君子加香砂，作太阴寒治，而痛益甚。迎余往诊，其脉沉细而紧，汗出沾衣，面赤腹痛，腹形胀大，干呕欲吐，小便频数，大便下利，少阴证全。此因前之苍朴耗气，继用白术闭气，是以不效也。但久痛伤气，须急扶阳，不宜疏气。以附子、干姜为君，肉桂、人参为臣，吴萸、甘草为佐：用生附子三钱，人参、干姜二钱，肉桂、吴萸、甘草一钱，日三剂。三日后减一剂，又三日痛止而愈。

三十、瓜镇赵姓，伤寒半月余，前医发表攻里俱备。已经两下，心下痞硬，肠鸣下利，干呕心烦，形容瘦削，六脉沉细，前医辞治。其母求救，予曰：胸痞硬而不痛，非结胸也。因两下胃而气逆，故痞硬，惟温中泻实一法可施，以甘草泻心汤主之。用黄连、干姜、甘草、半夏、大枣，二剂知，六剂即效。盖前治之不如法，所以易效也。

三十一、方诞初孝廉[1]，盛暑患咳嗽吐血，午后发热，腹痛作泻，病四五日，自以为虚损，觅广三七治吐血，招余参治。诊得脉弦细而紧，舌紫苔白，两足冰冷，咳嗽血涎。余曰：此厥阴伤寒，非虚也，乃恣食生冷，畏热贪凉，寒中肝经。肝主血，此厥气上逆而吐血涎；形寒饮冷则伤肺，肺寒则咳；冷饮注于下焦，则腹痛下利。拟用桂枝、细辛、赤芍、附子、干姜、吴萸、半夏、茯苓、甘草。呈方令尊翁，未敢用药，因药太辛热，不合病状故也。幸其令岳主持，方敢投剂。

---

[1] 孝廉：清代称举人为孝廉。

服至三日，则得汗而热退。再四剂咳泻亦宁，而阴茎内痛。兼服乌梅丸煎剂，减去吴萸，加当归、木通，合当归四逆汤，又两日，小便旋通，七日后步行于途矣。

三十二、仙柯族侄，秋杪内伤生冷，外感寒邪，形盛气虚，中宫素冷，即腹痛作泻，呕吐发热，里证多而表热微。余初作太阴治，用苍术、炮姜、桂枝、二陈、香砂之剂。畏余药热，易医用柴苓汤，至十日，寒邪直入少阴，渐变神昏不语，默默但寐，肠鸣下利，足冷自汗，筋惕肉瞤。复召治疗，病势已危，主用真武汤加人参、干姜，回阳固脱。众医议论不合，惟秦邮①孙医，以予不谬。令祖晓斋先生主持，坚托余医。遂以真武汤本方，加人参三钱，干姜二钱，附子三钱，日投三剂，汗泻稍宁。其时令岳母曰：药则效矣，奈热不退何？余曰：此证以身热为可治，若不热则厥冷下利不止矣，故余留热医也。照上药服至三十剂，历一旬始省人事，筋惕下利方止。询其前事，全然不知，后服理中汤匝月方起。盖少阴病以阳为主，热乃可治也。

三十三、吴非昨表侄，初夏喉痛，疡医不辨寒热，用黄连四剂，喉痛止而变呕吐，胁肋大痛，三四日不进米饮矣。令尊若翙兄，急迫商之于余。诊其脉弦细而紧，此厥阴吐逆，外科谓之过关喉痹，因误用苦寒直折，痹下结于胃口矣。先用乌梅丸三十粒，以开其寒热格拒之邪。日进三服，至夜吐止而能纳食矣。即转腹痛，手不可按，此上焦之寒，下注于中焦。急用四逆汤加桂苓人参，日进四剂，服附子一两。如此六七日，腹大痛方止，尚微痛作泻。后乃若翙兄自行调治而愈。

---

① 秦邮：今江苏省高邮县的别称。

三十四、乔揆文兄令眷，年近四十，夏月畏热喜凉，以水渍巾披身，瓜果无忌。初胃中胀痛，手足酸麻，作呕欲吐。余初诊脉细紧无力，言系中寒停冷之病。因脉细紧，用六君子汤加桂枝、干姜，旁议盛暑安得用此热剂，易医服药。闻用苍朴二陈消导之药，治经九日，病剧复招。则寒直入少阴，干呕烦躁，脉紧近疾，腰痛似折，常以滚水渍巾熨之，冷则又易，气塞喉中，水饮不纳，甲紫舌黑，骨寒而痛，病势危笃。余曰：阴极似阳，阴阳格拒，若能纳药，方可治疗。先以半硫丸一钱，开其格拒之寒，服下不吐。继以生附子、生干姜各三钱，半夏、茯苓二钱，吴萸一钱，频频灌下，方呕止躁定。遂换熟附减药，如斯九日，诸证皆退。遂改用理中汤加人参一钱，温补五日，忽然呕吐血水。病家虽不言，而意谓前之姜附贻害也。余曰：始病太阴中寒，脉既无力，则宜温胃，误用消克，以致伤阳，阳消阴盛，致传少阴，少阴得温，转属厥阴，此由重致轻也。但厥阴寒热错杂，忽阴忽阳，缠绵时日耳。旁议疑信相半，遂多延众医。有医竟认阴虚而用地黄者，有医见余用桂枝、吴萸，遂收箱不用药而去者。

惟孙其犹亦主厥阴，用当归四逆加附子、吴萸。于是病家不为他医所惑，余得尽心治之，皆以当归四逆汤。用桂枝、当归、赤芍、半夏、茯苓、吴萸、木通、甘草，姜枣为引，兼以乌梅丸治其假热。如此半月，渐次呕止，而血亦不吐矣。病愈多劳，遂脉转数，内热咳嗽而吐血，左胁不能卧，竟有阴虚咳嗽之机。盖厥阴风木，内藏相火，乙癸同源，暂用六味地黄汤以滋化源，且服辛热药一月有余，阴气不无受伤，不得不权机应变。服半月，热退嗽止，脉亦不数。虚热方退，而中寒复生，且值秋杪，霍乱吐泻大作，胸腹胀满，脉来细紧，温剂难投，惟平调胃气，以俟其胜复，半月方平。再以参、术、归、芍、橘红、茯苓、丹皮、石斛，平补半月，气血稍充，余邪外解，周身发出瘾疹，作痒起皮。盖夏月水中之寒邪，化热出表也。从前各证，至此方除，计治五阅月，足征厥阴病寒热混淆不一，邪气出入不常。若非病家信任之专，或从证，或从脉，随病变迁，圆机施治，岂能获痊乎？

三十五、王汝振仆妇，年近三十，冬杪患头痛，以无发热恶寒表证，前医遂以火治之。至三日，痛益甚，头疼如裂，小便频出无度。予诊之，六脉弦紧而细，面赤如妆，此厥阴头痛也。三阴惟厥阴有头痛，以厥阴之络，络于巅顶也。检前方乃石膏、栀子，误用苦寒，致寒极于下，逼阳于上，面赤戴阳，头痛如破。且妇人厥阴之络内络廷孔，廷孔者，溺孔之端也。寒客内络，故小便频数矣。幸未厥冷下利，邪犹在经，用桂枝、赤芍、细辛、生姜以解经邪，用附子、干姜、吴萸、半夏以温里冷，日服三剂。先出冷汗，后出热汗，头痛便频随止。此藜藿之人，里气不虚，故邪易解也。

三十六、吴南皋兄家人，年二十余，五月间得伤寒。初系他医所治，至八九日忽发狂谵语，躁欲坠楼，其妻拉住，挥拳击妇，致妇胎堕，数人不能制。用醋炭熏鼻，方能握手诊脉。脉则散大无伦，面赤戴阳。此误服凉药，亡阳谵语，瞬息即脱，众药陈几，有用白虎汤者、承气汤者、柴胡凉膈者。病家云：因服香薷凉药，大汗至此，故不敢再煎，求余决之。余辞不治，主人力嘱，遂以真武汤本方易干姜，用生附子三钱，令其煎成冷饮。服后片时，即登床就枕，略睡片刻，醒则再剂，加人参一钱，熟睡两时，即热退神清，询其前事，皆云不知。继用理中汤六七日而愈。其妇因击堕胎而反殒。

三十七、郭元威学博令政，平素虚弱，正月杪夜发寒战，寒后发热。次日招诊，脉细紧而近于疾，其证发热头疼，左胁痛甚，上至臂，下至腰足，皆牵引而痛，干呕胸胀。因脉沉细，作厥阴病主治，用桂枝、细辛、赤芍、附子、干姜、半夏、茯苓、吴萸、木通、甘草，姜枣为引。四剂上身微汗，痛减而下体痛甚。因向有脚气证，加独活。至第五日有出少阳之机，以前剂稍加柴胡，令其微汗。不虞亲属覆以重衾，逼汗大出，虽热退半日，至夜即烦躁不寐，呻吟不绝，胸中大热，欲饮冷水。暮夜再诊，脉变数大无伦，重取近散。此汗多亡阳也，急以茯苓四逆汤救之。用人参三钱，茯苓四钱，附子二钱，干姜一钱，甘草五分。一剂稍安，二剂得寐，一夜三剂，至天明热退而安。随增咳嗽，半身不能侧卧，此又属肝肾阴虚，伤寒病后，每多此证。若认少阳而用柴胡、二陈、苏、杏，必致不救。仍以前厥阴为主病，用桂枝、当归、白芍、茯苓、附子、甘草、人参、五味子，姜枣为引。十数剂咳止，可侧卧矣。半月后，紧脉退尽，方去桂、附，以归、芍、参、术、苓、草平补而愈。

三十八、吴方平表侄，冬月夜饮归，睡后右胁作痛。初系浙医作少阳治法，以柴胡、白芍、青皮、贝母、香附等药治之，七八日痛愈甚，至夜坐不能卧者三日矣。招余往治，脉沉弦而紧，足冷畏寒，胸满不能食，胁肋皆痛，不能着席而卧，舌紫微喘。余告曰：此厥阴伤寒，厥气上逆，不得卧而喘，病关少阴。若增烦躁下利，则全属少阴，不可治矣。今并无少阳寒热头眩、口苦干呕、脉弦数等证，何得以少阳治之？遂用官桂、赤芍、吴萸、附子、干姜、半夏、甘草，温经以下厥气。服至七日，方回阳，发热微汗，痛止喘定，就枕得卧而痊。若作少阳治法，不知作何景状也。

三十九、汪文年兄，冬月伤寒，初诊脉沉细紧，少腹背皆痛，外证反发热头疼。余曰：此阳证阴脉，法当难治，应以脉为主，作厥阴病治法，不用表散，惟主温经。用桂枝、细辛、赤芍、附子、干姜、吴萸、甘草、生姜，服三日，得微汗，头痛表热尽退，腹中尚隐隐而痛。如此六七日，胸中亦不饥，惟进清米饮，脉亦不甚起，正为可虑。盖以厥阴不回阳外解，邪搏于里，恐转少阴而变下利也。至夜果腹痛，下黑血数碗，即眩晕汗出。次日往诊，脉仍如前之细小，未因脱血散乱，幸前预用桂附温经，故不致气随血脱。彼之尊人十数年前，夏月病此，医作暑疗，血下随脱，病人恐甚。急用真武汤日投三剂，每剂加人参四钱，附子三钱，茯苓、干姜、白术各二钱，赤芍一钱。幸下血之后，更不再便。如此大剂，七日后方减参附，加甘草合理中汤，调治一月而愈。

四十、汪次履兄，年逾二十，夜寝发寒战而醒，战后发热。次日迎诊，大热，肩背皆痛，但头不疼而面赤，脉亦浮大，惟重按无力，肠鸣欲便，知为夹阴伤寒①。用桂枝、炮姜、苍术、赤芍、二陈两剂。次日再诊，各证俱减。照前留药二剂，嘱其一日全服，勿进饮食。少年畏药，只服一剂，更因便通热退，遂食饭行走，两日不药。至三日，其病复作，大热身痛足冷，呻吟不息，胸中气塞，口中臭气逼人，自云吐痰亦臭，脉细沉紧。此乃病中不慎，复传少阴矣。盖腐气本于肾，脉既细紧，断非胃热。肾藏寒邪，逼真气上出于口，亢害之证。初病已汗已便，今病复作，何得旋有实热，此为少阴身热可知。用茯苓四逆汤加桂枝、半夏，温里解肌。如此六日，热退便通，口亦不臭。但里寒未解，腹痛便溏，不思饮食，仍用姜、附、桂、苓、人参、半夏、甘草，六七日方能起坐。计服参附桂苓理中汤三十六日，因事劳辍药

---

① 夹阴伤寒：指因房劳伤肾，复感风寒而致病；或指伤寒而兼阴寒内盛之证。

一日，即寒战厥冷，倍用参附方回。又温补半月乃健。若因口臭遂为胃热，不几大误耶？

四十一、汪象成兄令眷，年三十外，素有肋下脐旁寒积，每发必痛，吐痰饮，非一日矣。乙酉年初秋，复感外寒，而旧病同举。初不以为病，医者亦以姜附轻剂治之，至第九日病势沉重，路截邀治。则两尺脉全无，呕呃不已，手足厥冷，气塞喉中，耳聋神昏下利。予曰：病剧矣，此少阴证也，非重剂不能回生。先以半硫丸治呃，继用生附子三钱，干姜、半夏、茯苓各二钱，吴茱萸五分，日投四剂。虽未变坏，阳总不回，如此三日。隔墙厨内烹雀，彼忽知之，急索欲食。予曰：此真阳飞越，将亡阳矣。急用四逆加人参，药未熟，即大笑不止，随即服药，而狂呼挥拳乱殴犹甚。急服再剂，方宁而寐。次日问之，全然不知。若非知机急救，岂不亡阳而逝哉！继用四逆加人参、桂、苓、半夏，日投二剂，月余方阳回利止。复冷秘，吞半硫丸十日，大便乃通，皆稀溏粪水。因脐旁动气，始终皆属前方。若加白术理中汤，便胀痛不已，以动气禁用白术也。

四十二、汪其晖兄，秋夜深坐，游湖食冷，遂致胸腹不宽，日日大便，无寒热身痛诸证。自以为停食，而前医犹用香薷。延至第三日，邀予便诊。虽不出门，犹堂前会客，其脉濡细带紧。此寒中太阴，宜温中断食。余用炮姜、桂枝、苍朴、二陈等药，病人全不介意。日惟服药一剂，间日再诊，脉变弦紧，以危言告之，彼方不食。其夜则呕哕腹痛，身热大困矣。此太阴病不解，而传厥阴，改用桂枝、干姜、吴萸、赤芍、半夏、苓、草。立有厥阴病案，预言防下利。因前医用香薷，故未即投附子。其内亲吴焕若兄，密加附子入药，哕遂止，随腹痛下利脓血，日夜二十余次。病家以为痢疾，余告曰：此厥阴病下利脓血也，若作痢疾处治，而用香槟则不救矣。即以当归四逆汤本方加干姜、熟附，日投二剂，每夜通身微汗，次日利即少减。如此七日，药不易方，七夜皆汗而利止矣，此厥阴外解证也。后以脉细紧未退，仍用前方去干姜、吴萸。至十余日，大便方通，饮食可进而愈。

四十三、绥远族侄，八月杪步至予家就诊，自称病疟求治，盖前医之言也。及诊脉则沉弦紧而无力。予曰：何轻视之，此厥阴伤寒也，必手足微冷，寒而不热，少腹隐痛，腰腿冷疼，有是病否？应曰：均有之。视其舌色紫无苔，即投桂枝、细辛、赤芍、半夏、熟附子、干姜、甘草。次日往诊，则手回温，脉不沉而但弦紧，少腹隐痛，下痢血水而增呕矣。此厥阴内搏之证，遂全用当归四逆加吴萸、附子。七日出表，发热烦躁，汗出而解，进粥食矣。被友拉出门巷，语多时，受冷而劳，次日脉反彰大，身热腹痛，下利足冷，胸满作呕。仍用前剂，则汗出脉陷，其细如丝，证转少阴，遂用四逆汤加人参、肉桂、茯苓。如此不易方者半月，方得利止，脉渐出，便实而愈。前汪病案，乃太阴传厥阴，里不甚虚，仍从外解；此初病即属厥阴，得温里法亦外解矣。因劳而复里虚，遂传少阴，少阴无外解之理，所以直用温里而愈。此伤寒表里之大关也。

四十四、张其相兄家女婢，年十五岁，初冬得病，因循未服药。延至四五日，头疼身痛，微热恶寒，气塞喉中，呕哕不纳药，脉沉细紧。浙医认头疼为太阳，因脉沉而用姜附，杂以羌防白芷苍朴，不能下咽。次日无可奈何，改用柴葛平胃以试之，不得效。迎余往诊，而前证具在。予曰：此厥阴表里齐病，宜用温里，但阴寒上逆，竟成格阳矣。先用乌梅丸二十丸，以通其格拒，呕止能下药。遂用桂枝、细辛、赤芍、干姜、熟附、吴萸、半夏、赤苓，如此四日，两得微汗，表证皆除，惟骨寒痛未减。至五日即入少阴，下利五次，彻夜号呼，齿皆枯垢，鼻有烟煤，手足厥冷，脉微欲绝，脱阳见鬼，拟其夜必死，但形神未脱，怜而救之。遂用生附子五钱，干姜三钱，茯苓、甘草各二钱，一剂手温，再剂利止，脉亦微出。如斯重剂，七日方获回阳而愈。若以人贱忽之，必无生理矣。

四十五、程靖宋兄，就诊于亲家李宅，尚能强步，但称左胁痛甚，已四五日矣。诊其脉弦紧而细，两手清冷，面色纯青，咳嗽则痛引头胁。此寒中厥阴肝经，须温经散寒，痛方得止。用桂枝、细辛、当归、赤芍、吴萸、干姜、半夏、甘草，二剂痛减。再剂加附子，遂大汗而痛除。又二剂，又汗而痛全止。但少腹微痛，似动气之状，三四日通夜不寐。幸不烦躁，脉则细涩无力，此必因两汗亡阳而不寐也。仿大青龙误汗法，用真武汤去白术加人参、当归，易炮姜，加肉桂，收阴摄阳，如此五六日，方能熟寐而愈。此乃厥阴病，惟用桂枝、细辛尚汗出亡阳，几至危殆。若少阴误汗，更当何如哉？

四十六、瓜镇卞祥生，七月外感内伤，午后潮热，天明汗出而解。前医误认阴虚，更劝其加餐肉食。至七八日食塞胸中，药饮难下，招余往诊。其脉细数，俨似阴虚，重按则滑而有力，此外感轻而内伤重也。用仲景泻心汤法，以柴胡解外之晡热，以黄连、干姜、半夏、枳实，泻胃中之湿热。但中宫胶固，恐发呃则难治。其夜果呃，次日更加干姜，七八日胸次方开，食滞出胃。然后以小承气汤两下而愈，计断食十二日。盖此证脉细乃食结中宫；下午发热乃阳明内实；五更盗汗乃湿热熏蒸。三证非虚而是实。若以脉细误认为虚，不以滑而有力为实热，岂不再误耶？

四十七、行九族弟，夏月得伤寒，初医者不知何药。至第八日招诊，脉大而数，按则无力，身有微热，烦而不寐者三日矣。云已发汗解肌消导，皆不效，相商议下。余曰：脉大为病进，今八日已阳尽入阴之期，而汗和不解，脉反彰大，此虚阳伏阴，非温不效，用茯苓四逆汤温里收阳。彼不肯服，延扬世医决之。彼云：脉大面红，口中大臭，乃阳明内实，非大凉大下不解。见余四逆汤，摇手而去。又迎团弘春决之，弘春曰：阳气外越，里实虚寒，急服无疑，犹不敢用。余因族谊，迂道复探，则席地而卧，烦躁不宁。余曰：病急矣，若再不药，必寒战大汗而亡阳矣。令急煎药，坐视其下咽。片刻面白，合目欲卧，扶其登榻。再留二剂，通夜服完。次日脉敛热退，口亦不臭，而手足反清，就枕便寐，全见少阴本证。如此温剂十日，继用理中汤半月方愈。

四十八、巴绣天主政，隆冬檐际脱裘易近体之衣，觉受寒，尚不为困，本夜又梦遗，次日即寒战头疼，发热腰痛，脉反细紧。病属阳证阴脉，幸脉但细而不沉，犹有头痛身热，乃厥阴表证，用当归四逆汤温里散寒：以桂枝、细辛、赤芍、附子、干姜、半夏、茯苓、甘草，姜枣为引。因有急务，遂昼夜四剂，三更得汗，五更即乘舆远出，自为无恙。次日即饮酒茹荤，三日回家，午后又寒战发热，更增呕吐痰涎，仍用前剂，夜半得汗，热退而解。次日又复乘船远出，于路寒战发热，吐泻腹痛而归，自称疟疾。余曰：非也。疟之为病，必受邪于半表，蓄久而发，此证先日受寒，次日即病，脉不浮弦，断非疟疾，乃厥阴表证，而兼里病也。仍用前剂，因增腹痛下利，脉变细紧无力，加人参以固里，则寒轻汗少。四剂寒热下利皆减。如斯三四日，寒热顿止，呕泻皆宁。姜附药服至十二日，退用当归四逆汤本方，去细辛而加参术，温补匝月而康。

四十九、辛酉仲夏，予迁郡城之次年，其时疫气盛行，因看一贫人斗室之内，病方出汗，旋即大便，就床诊视，染其臭汗之气，比时遂觉身麻，而犹应酬如常。至第三日病发，头眩欲仆，身痛呕哕外，无大热，即腹痛下利，脉沉细而紧。盖本质孱弱，初病邪气即入少阴，脉证如斯，不得不用姜附人参以温里。如此六七日，里温利止，而疫气遂彰，谵言狂妄，胸发赤斑数点，舌苔淡黄而生绿点，耳聋神昏，脉转弦数，此由阴而出阳，必须汗解之证也。病剧回真州，诸医束手不治。适山紫家叔来探问，数当不死。余忽清爽，细道病源，谓非正伤寒，乃染时疫，缘本质虚寒，邪气直入少阴，服参附里气得温，逼邪外发，但正气甚弱，不能作汗。今脉弦耳聋，邪在少阳，乞用小柴胡汤本方，加人参三钱，必然取效。山紫家叔遂照古方，一味不加增减，而入人参三钱，一剂得寐，再剂又熟寐。夜又进一剂，中夜遂大汗至五更，次日即霍然矣。继服人参半斤始健。

五十、戊寅年九月杪，余年六十一矣，又染时疫。初则巅顶微疼，夜则两腿酸痛，次日即呕哕，午后寒热似疟，而无汗解，夜半热退，邪气混合三焦，难分经络，若六七日不得汗，势必要死，预召门人熊青选授以治法。而脉弦紧无常，寒则细，热即数，漫无专经，惟以初病巅疼作厥阴病治，用桂枝、细辛、赤芍、半夏、姜、附、吴萸、人参、甘草，解肌温里。如斯五日，病不减而增剧。至六日，中夜寒热不得汗，烦躁欲死。与门人商之：余非邪气实不得汗，乃正气虚不能汗也。以人参三钱，生姜三钱，仿露姜饮法试之。煎服颇安，渣再煎服，有欲睡之机，而胃中饥甚索米饮。家人见热甚不与，余勉起床，取糕数片，索汤，家人不得已，与汤一碗，将糕泡化，尽食之，觉胸中泰然，就枕片刻，即汗出，自顶至瞳，衣为之湿，至五更汗方敛，次日即全解矣。经云：汗生于谷，良不诬也，以此证之。时疫邪不传胃，不能尽绝谷气。

上伤寒诸案，皆属三阴而关三阳者。盖三阳证显明易见，诸道中治无遗病，即光（素圃自称）所治，亦无异于诸公。特以亢害之证，似是而非者，令儿辈录存，以示诸门人，非略三阳也。

丙戌续案：

五十一、杨紫澜兄，夜劳不寐者屡日，春杪犹寒，致受夜冷，直犯阴经。初以受寒就诊，脉则弦紧，恶寒身痛，但微热耳。用温经散寒药二剂略减，自不为意，起居饮食如常。寒未外解，数日后内搏于里，肛门坠痛，遂易疡科作痔医之。延数日，痔不溃，亦不为楚，即转痛于季肋之后，近腰软处。又作肝痈治之，遂夜发热烦躁作渴，通夜不寐，复迎余治。脉沉紧而细，两足厥冷，舌紫苔白。余辨曰：非痈也。初病脉弦紧，原属夹阴，邪在表里之间，因不治疗，传至少阴，肛坠而痛。盖少阴肾脏，开窍于二阴也，失之不温，今入肾之本位矣。且脉不数，痛处按之，内无硬形，外不作热，而痛肋反欲着席而卧，其无实肿可知，断非内痈，皆因失于温里。寒极于内，逼阳于外，所以夜热；阳既外越，里必虚寒，所以阴躁不寐；下冷必阳厥于上，所以渴而欲饮也。今已手足厥冷，脉已沉细，若不急温，必加下利，则难治矣。而杨兄素恶热药，奈病在厥少二阴之本，非同阳证可以泛治，不得不肩任之。遂以官桂、当归、赤芍、干姜、茯苓、甘草，暗投附子二钱，以防下利。夜服一剂，半夜安寝，烦躁惟一刻耳。次日又服二剂，则热退痛减，再二剂痛止全卧，手足回温，肛亦不坠矣。如此药五日即霍然而起，续以温补药而痊。此证与三卷张紫山小便频数似痔之案相同。

　　五十二、汪静夫兄，五月初一真州得病，服过羌防柴葛药七剂，初四日回扬，扬医犹以真州套剂治之，皆前不效药也。令余婿朱与白相招，诊则脉沉而紧，两尺如丝，汗多而热不退，头疼身痛，呻吟不能转侧，烦躁欲席地而卧，干呕欲饮冷水，复不能饮，舌紫无苔，少腹硬痛。以《伤寒论》之阳证阴脉，法当不治。因有头痛，定属厥阴，又多烦躁，兼有少阴，须两经并治。用桂枝、赤芍、细辛、附子、干姜、茯苓、半夏、甘草八味投之。二剂躁定熟寐，而身痛减半。又四剂脉起不呕，能食米饮矣。忽尿茎内痛，小便黄赤，乃厥阴阳回吉兆。而旁人遂谓余误用热药，劝进灯心汤，因停余药。延至午后，即腹痛下利，初硬后溏，抵暮复加阴躁，起床抱柱而立，此真武汤证擗地就实之状。因便后里虚亡阳之机已露，遂不从旁人之言，仍煎余药，服后躁定而安卧。至初七日清晨再诊，全属少阴证矣，脉沉细，手足冷汗不止，肠鸣下利，两腿筋惕。急用大剂真武汤一剂，至午厥回汗止，犹有利状。遂加人参，昼夜三剂，计用附子一两，人参六钱，方阳回利止。

　　因有身热腰疼，远迎京口名家，犹谓表邪未解，里滞未清，药用柴葛二陈，病人畏不敢煎，然终以身热为患。余告曰：少阴身热，乃为可治，若厥冷则下利不止矣。余所以留热，以存阳也。竟服真武汤五日，少阴病衰，余邪仍转厥阴，耳前时或一痛，夜则气上冲喉，渴而多饮，皆厥阴表证，恐致发颐，必怨热药。遂以当归四逆汤本方，不加姜附，少入人参，以助正气。二日四剂，周身微微似汗者一昼夜，邪尽外解，而口渴气冲耳痛茎痛全愈矣。因旁议纷纷，除去姜桂，甫五日，即腹痛作泻，复用桂枝人参汤五日，便实而痊，续用平补药十余日。因食苹果，又胸胀不食，胃本虚寒，岂余浪投辛热！

　　今病已痊，而附子之谤不息，执肤浅之见，妄论是非，《内经》不失人情四字，医家诚戛戛^①乎难之矣。

五十三、吴西烁兄，酷暑染病，身无大热，但称下体酸痛，多饥欲食，小便频出，下气频泄而不臭，口中反秽气逼人，舌紫苔白，自以为虚，又疑为暑。及诊脉则弦紧而细，皆阴脉也，无经络之可凭。若谓口臭多饥为阳明，而脉不长大，无恶寒发热头疼，全非阳证，且不腹满自利，断非太阴。今脉弦细而紧，心悬如病饥，腐气上逆，清气下泄，舌紫便频，皆属厥少二阴之病。初病不暴者，邪从中发，其势未彰，乃时疫也。因脉细紧，用桂枝、赤芍、细辛、独活、半夏、干姜、赤苓、甘草，温里解肌，俾邪外出，二剂颇安。遂加附子，服后一刻，即周身皆麻，病者畏，停后剂。三日后其邪乃发，遂头眩身热，烦躁作渴，身疼腹痛，脉仍细紧，全现厥阴经证。竟用前剂，得汗数身，邪气稍解。病者因夜烦躁，令去干姜。次日即下利呕哕，易以温里治法，用附子、干姜、茯苓、半夏、甘草四剂，则热退利止，渐次则愈。

数日后，食鲜鸡海味，即发热腹痛，下利脓血，日夜十余次，脉复弦大而紧，自称痢疾。余曰：乃厥阴余邪，因复而下利脓血，非痢疾也。脉变弦大，宜从汗解。复用厥阴之当归四逆汤，加干姜、附子以温里。二剂大汗，病遂减半，四剂热退利止。次日忽阴囊肿大如瓜，痛不能立，称旧疝复发。余曰：尚是厥阴余邪，甫离后阴，又注前阴，非疝也。仍用前剂，疝亦旋消。因脉尚弦，知邪未尽，药不易方。二剂后，周身皆麻，如初服附子状，随即手足拘挛，颈项强直，俨如痉证，少刻大汗，通身痉麻皆定。余慰之曰：可不药矣。病者但称口渴，胸中热甚，此厥阴逆上之虚阳，令吞乌梅丸二十粒，顷刻渴热皆除，

---

① 戛戛（jiá jiá）：形容困难，费力。

脱然而解。病家因麻痉惊骇，延他医诊视，不识病，因但称附子毒而已。嗟乎！殊不知初服附子麻者，欲作汗也。若不畏而再剂，必大汗而解，失此汗机，使邪蟠踞于表里之间，入脏则利，注经则疝，出表则麻，乃邪自里出表，其病实解，而反似危。因始终未用苦寒，里气得温，逼邪外解，病复五日而三变证。惟执厥阴一经，不为利疝所惑，此认经不认证也。

| 暑证治效 |

一、张廷玉文学尊堂，年七旬外，癸丑年夏月中暑头眩，身热呕吐，烦渴，高年气虚中暑，正合清暑益气汤。而前医误作中热，以香薷饮合葛根治。服四剂后，遂大汗不止，昏沉默卧，六脉散大。余曰：此汗多亡阳也。以丹溪加味生脉汤：人参、黄芪、甘草、麦冬、五味子，大剂二服。脉忽敛小如丝，人事略清，旋即下脱，饮食倍常，大便频下。随用人参、芪、术各三钱，姜、附钱半，五味子、甘草为佐，日投三剂，汗泻减半，而脉不起。因思高年茹素，气血两虚，草药不应，宜加有情血肉。遂以黄芪、白术熬膏，用鹿茸为末入膏内，以人参煎汤调膏，日服三次。如斯半月，汗泻方止，始能言语，方省人事。询其月日，皆言不知。盖高年气弱，因暑伤气，以致身热头眩，此气虚发热，若初投参芪，则热自退。所谓人参、黄芪、甘草退虚热之圣药也。失此不用，反辛香散气，阳因汗越，所以表愈热而里益虚，致大便频下而垂脱矣。

二、郑襟宇，余族叔祖也，年六十外。初秋每日仆仆道途①，夜忽小便多极，两倍于平常，且频数不已，次日即发热口渴。先医作疟治，一二日即小便淋滴不断，竟无宁刻。余往视之，见其面垢齿燥口渴，脉浮而弦，此病似疟而非疟，乃仲景之中暍证也。暑邪中于太阳膀胱经，以膀胱自受病，不能司出纳之权，是以小便频数，且面垢齿燥，口渴脉弦，的属中暍。用白虎加人参汤，一剂身得微汗，热渴旋止，小便即如常矣。

三、苏茶馆内人夏氏，年近五十，身素瘦弱，盛暑得病半月，历医数人，因其身热烦躁，舌干口燥，间出妄语，胸前发红疹数十点，皆作伤寒治之。至十七日，招余一诊，以备终事。诊其脉细迟无力，重取欲绝，并无伤寒六经形证，乃中暑虚热也。以汤试之，惟咽一口，响至少腹。唇口虽干全无血色，渴惟热饮。病中日出大便，惟三日未通，此腹馁，非阳明内实也。斑乃胃虚，虚火游行于外。急用米汤以救胃气，药用人参、白术、麦冬、五味、茯苓、甘草、陈米。甫一剂下咽，即神清舌润，斑俱散矣。劝其进食，其夫恪守前医之言，坚不与食，至夜则咬牙寒战，现虚寒真象。再用理中苓桂温补回阳，后虽欲进食，而胃气大伤，见食即呕，乃于榻前烹炮香饵以诱之。温剂两月，方得起床。

四、袁调寰内人，年近五十，身肥，夏月患病，昼夜不寐，痰喘呕逆，大小便秘，将十日矣。历医多人不效，惟治棺于卧侧，以待死耳。其婿邀诊，以决迟早。诊其脉弦而滑，重按有力，其证烦渴发晕，呕哕不食，痰喘不能卧，有汗身热，前后便秘，喜暗畏日，窗牖②布

---

① 仆仆道途：奔走于道路，形容途中劳顿。
② 窗牖（yǒu）：窗户。

障。余曰：此暑痰也，何至于死？以大剂古方香薷饮加二陈汤合剂，令煎热服。病者云：大小不通，服药徒胀，惟候死耳。延至次日，其婿力劝，方服一剂，吐痰涎甚多，微得汗，即合目，略睡片时。再进次剂，腹内肠鸣，大小便齐通。次日再邀诊视，抬棺他所矣。

五、金尔立仲子，七月间暑途奔走，头面生小疖甚多，不数日，遍身发大红斑如云片，卧则色赤，坐则色紫，幸而作痒。前疡科用凉血清风之药，三四剂后，渐变壮热烦躁口渴，卧则斑紫，起则紫黑。迎余往治，切其脉弦长有力，乃风暑中于阳明，未用辛凉解散故也。盖阳明多气多血之腑，血为热郁而成斑，卧则气下，坐则气上，所以卧则红，坐则紫矣。温热病发斑自内而出，皮外不痒，若如此大斑而且紫，万无生理。此风暑瘾疹，虽非热病，必须仿伤寒治法。以葛根、赤芍解阳明之风，香薷饮解阳明之暑，白虎汤化胃热之斑，三汤合剂，四剂后斑色渐淡，十剂斑散痒止，惟热渴未除。六日后以小承气汤一剂，微利而愈，计断饮食八日。

六、程兰颖太学尊阃①，年将五十，平常茹素，时当酷暑伤气，因食瓜果寒中，遂大吐泻，证属霍乱。因本体自虚，吐泻汗出，遂致亡阳，烦躁乱走，复不能走，用两妇挟之而行。余急往视，竟不避亲疏，亦不自知何以至此。诊其脉散大而数，面赤戴阳，欲食冷水。余曰：病急矣，不急救，一寒战即脱。先以大顺散②用热水冷调服下，面赤渐淡，欲扶进房。余曰：得之矣。时令叔馨九兄在座主持，即取人参五钱，附子、炮姜、甘草各二钱，煎成冷饮，然后躁定，方扶上床，闭目片刻，脉始收小。计一夜服人参二两，姜、附各两许。次日兰兄

---

① 尊阃（kǔn）：对别人妻子的敬称。
② 大顺散：方出《太平惠民和剂局方》，组成为肉桂、干姜、杏仁、甘草。

真州回扬，已大定矣。温补半月，方得起床。若其时用药不力，何能挽垂脱之真阳乎？次日延请外境名家，只用归芍六君子汤，加人参一钱，抑何轻视前证耶？

七、吴景何翁，暑月居母丧，因佛事赤日行于途，夜又露处于檐外，遂中暑呕吐，腹痛作泻，发热，手足清冷而有汗。其人本体虚寒，暑月尚着夹衣，此暑伤气而里更寒，非中热霍乱之比。先用消暑丸二钱，以开膈上之涎痰而止呕，继用附子理中汤加半夏、茯苓、砂仁，温中而消暑。其时有客以不用香薷饮、六一散为疑者，余答曰：暑者天之气也，而人禀有厚薄，禀之厚者，感天地之热气，则愈热矣；禀之薄者，感天地之热气，反消己之阳气，而益虚寒矣。暑则一因人之虚实，而分寒热以施治，岂可一例而论者？如此温补三日，本气壮盛，暑邪外解而病愈。古方消暑丸，以半夏、生姜为君，而大顺散、浆水散，皆干姜桂附以治暑，则暑病之不概用香薷于兹可见矣。

八、吴瑾仲郡宰[①]令政，年近五十，素有经水似崩之证，乃气血两虚之体也。暑月出门拜寿，劳而中暑，归家手足麻木厥冷，汗出如浴，脉细如丝。此气虚中暑，正合清暑益气证。不虞前医作中寒治，用人参一两，加干姜、附子、半夏、吴萸，其时手足虽温，汗虽旋止，而虚烦畏热，席地而卧，渐至怔忡不寐，日夜频餐，有类中消，内伏暑邪，时时泄泻。如斯四十余日，日服人参二三两，又拟加鹿茸以止泻。病家惟恐亡阳急脱，请余诊治。切脉至止调匀，虽虚细而兼数，虚则有之，未至于脱也。人参当用，不须若是之多，此中暑之膈消也。用人参三钱，白术、茯苓、石斛、麦冬、五味子、当归、丹皮、枇杷叶、

---

① 郡宰：一郡之首长。

甘草，兼补兼清，出入加减。五日后即登床而卧，十日后即食减如常，半月后经水行多，即加黄芪、枣仁，而减少人参，去丹皮、枇杷叶、麦冬。但家事多劳，气血本虚，参芪补剂，服之经年，而不能少间耳。

九、一坊役贫人，素有失血咳嗽证，夏月过劳伤暑，次日发热而有汗。前医作伤寒治不效，又作中热治，绝食五日，忽大喘大汗，其父慌迫，急迎往视，则大汗淋漓，发喘不已。两手脉细如丝，尚不及三至，幸未厥冷。余曰：外无伤寒形证，脉证欲脱，必误饿至此。询其气从何处起，病者云从心下起。余曰：尚可治，若自脐下起，则宗气离原，不可治矣。急以粥救之，食下喘甚，入胃片刻即喘定，少刻又喘。因思胃中空虚，粥入胃旋即下入肠，肠实而胃仍虚，所以又喘，须糜饭留胃乃可。续进饭一碗，汗即止，喘即定，稍停又进饭一碗，喘亦定。后徐徐进食，未药而愈。

十、程姓，同舟之人也。盛暑在船，忽大吐泻，吐止即头汗如雨，草枕皆透，水泻不禁，任其下流，周身抽搐，证类转筋，又或有时麻木，如是者半日。诊其脉则浮弦有力，且头汗身热，断非虚寒。经云：暴注下迫，皆属于热，此暑风证也。余未携药裹，舟至丹徒镇，市药用香薷、葛根、防风、厚朴、扁豆、赤苓、木瓜、泽泻、甘草，煎服得卧片时，反周身大汗，遂热退痢止。晚至京口，即可步行登岸矣。

十一、方哲先兄在室令爱，夏月恣食瓜果，伏暑霍乱，泻止而呕吐不止已三日矣。他医用薷藿二香汤，皆吐不纳。第四日延余，而脉细紧无伦，他医以紧为数，将用黄连，乞余决之。余曰：若暑霍乱一经吐泻，邪解即愈。今泻止而吐逆更甚，此中寒厥逆于上也。紧寒数热，相去天渊。今阴阳格拒，药不能下，失之不温，发呃烦躁厥冷，即不可治矣。先以来复丹以开格拒而止吐，继用四逆汤去甘草加半夏、茯苓以温里，嘱煎成冷饮。仍令质之前医，再行与服，恐招谤也。及余甫出门，病者即发呃，少顷即欲下床卧地，方以余言不谬。先化服来复丹，果吐定，再服四逆汤，片刻稍宁，继服二煎，呕止得卧。次日再诊，紧脉下移两尺，乃寒注下焦，反增腹痛。仍用前剂加肉桂、甘草，服三日而愈。

疟疾治效

一、吴苑仙守戎，戊午年七月酷暑，乘马出门，恣食瓜果，归署即寒热身痛，脉得弦数。告以疟证，用芎苏饮二剂，汗出而解。次日自以为无病矣，殊不知间日疟也。其夜犯房事，次日疟作，寒热烦躁，因里虚不能作汗，热遂不退。更医作伤寒治，二三日热仍不能退。用滚痰丸下之，大便后即于秽桶上气脱，大汗遗尿，进人参一两，灌下方回。回则脉细如丝，汗犹不止，继以附子理中汤回阳，三日里气得温，邪方外出。间日之疟，依然发作，但发时左胁胀痛，咳嗽不已，将解必大汗亡阳，几致晕脱者数次，皆重用参汤救回。治疟则以桂枝、当归、赤芍、白术、人参、茯苓、半夏、甘草，姜枣为引。如此补剂，疟止者二次，皆因劳而复。再用参术，汗愈多而咳愈甚，竟致坐不能卧，即卧亦左半身不能着席。因思先伤风暑，已经两愈，其病中犯房事，肝肾之阴虚未复，邪深入于里，故致咳嗽不能卧。用六味地黄汤加人参五钱，日服二剂。如此半月，疟咳皆止，尚半身不能着席，几成疟劳。仍以地黄汤加人参二钱，兼服地黄丸，一月方健。病中犯房，岂细故耶？

二、陈玉生秋间病疟，截药乱投将一月，疟未止而又病痢，疟痢并作者又数日矣，最后延余诊。其脉尚浮弦有力，盖疟邪因截，不得外解，内搏作痢，邪犹在半表半里之间。以仓廪汤本方，不用人参，即败毒散加陈仓米也。连进四剂，令其取汗，上身得汗而疟止，再进二剂，通身得汗而痢止。乃经营之人，见疟痢皆止，便不药矣。遂大劳致中气下陷，又似欲痢之状，然脉虚大，有汗不热，用补中益气汤二剂随愈，又不药矣。五六日后，忽神昏谵语，慌迫求治。诊脉弦滑而数，盖前疟痰未清，不药留病，劳而伤气不得不补，此虚回痰作，所以谵妄也。用温胆汤古方：陈皮、半夏、茯苓、枳实、甘草、生姜、竹茹，六剂后呕吐痰涎甚多，其病如脱。此证几两月，始终以去邪而病解，未常以久病补虚，故治病必以脉为准也。

三、王君圣翁，乙丑年七月下旬得疟疾，前医者已半月，皆柴葛、黄芩、二母、二陈等药，不效。困惫在床，迎余诊视。面目黧黑，间一日发，脉则单弦而硬，历医甚多，补泻温凉用之已尽。历秋至冬，益至危笃，元气大虚，竟无汗解，身目皆黄。其发也，由两足筋抽即恶寒，渐次上冲于腹，腹则胀大如鼓，汤饮不下，惟能仰卧，两足直伸，不能转侧，寒热轻而胀重，全无汗解。发则必一昼夜，芪术下咽，腹肋胀痛，脐旁有动气，诸医束手矣。

盖此翁年逾五十，素恃强健，初疟汗解，以为病退，房室无忌，情或有之。深思疟状从两足上冲入腹，腹肋胀痛，面目黧黑，小便点滴难出，脉弦而硬，不受芪术，皆肾肝病也。病经五阅月，真气败伤，疟邪深入，须补肾藏阴阳，使本气壮实，逼邪外解。今气已冲胸胁，未及于喉，若再上冲，必增喘呃。以金匮肾气汤本方，两倍桂附加人参五钱。病人苦药，日投一大剂。服至七八日，足抽气冲减半，而疟势反彰。余曰：无虑也，此正气与邪争也。正胜则得汗而邪外解，执方不用增减。又服二旬至大寒节，次年初气，则大汗三身而疟止矣。但一足筋挛，不能步履。至次年上元节，方登室会客，而足跛者仍半年。病之前段，众医所疗，后半节专意委任，乃以意治效，未作疟医也。

四、梁德卿在室之女，八月间患疟，四十日矣。前医见久不愈，用参、术、归、芍、鳖甲、知母，补截兼行，治之愈甚，每日只二时安宁，随又发矣。诊其脉弦而紧，且不发时仍恶寒身痛。余曰：病虽月余，表邪未解，半入于里，所以似疟而非真疟。幸为室女，里气不虚，未尽传里，何以补为？即于是日起，停止饮食，作伤寒治法，以羌活、桂枝、柴胡、苍、朴、二陈、生姜，表里两解。四剂方得汗，寒退身不疼。去羌活又四剂，热退。至六日，寒热皆尽，而似疟亦止，大便随通。病虽久而邪未除，必以去病为急，即所以保正气也。

五、吴静含河员①，初秋患疟，乃因热求凉，过餐生冷，寒疟也。起时殊不重，余初诊令其节饮食，戒瓜果，不合病人意，遂易医。恣其所欲，疟热作渴，纵饮冷水。至一月后，病势危笃，形骸骨立，胸中塞满，粒米难吞，呕哕不息，昼夜俯坐于床，不能平卧，每日一发，自午至寅，无汗而止，日惟二时进药饮汤而已。不得已复邀余治，脉则细紧如丝，两足冰冷，虽疟发热，而足亦不热，坐不能卧数日矣。此寒极于下，厥气上逆，中冷甚矣，辞不治。坚托不已，议用附子三钱，干姜、半夏、茯苓各二钱，人参一钱。如此不加减，服十余日，呕逆方止，能平卧，得进米饮，续续得汗，疟亦寻愈。后因劳两复，

---

① 河员：治河官员。

仍用前方减姜附一半，加入桂枝、白术、赤芍、生姜，至十一月冬至后方脱然。

六、许用宾翁，溧水李令亲。秋月患疟，呕吐长虫，盖先医过用苦寒所致。六七日后招余往治。脉弦而迟，乃阴寒脾疟，主用桂枝、苍术、干姜、半夏、茯苓、白蔻、生姜，服五日疟止矣。即以六君子汤加炮姜调理，饮食亦半餐。忽然舌黑不干，脉变虚数，别无他证。病人惊怖，余曰无伤，因本体阴虚，前治疟过温，疟虽止而阴气稍伤，用地黄一二剂可退。用宾曰：前药热而效，今药用凉，倘益病奈何？余曰必效。果一剂而舌红黄矣。若系中寒虚冷，脉必沉迟，见呕胀诸证矣。

七、方豫章部司尊堂，秋患疟，本体虚寒。前医误投黄芩、知母多剂，致发寒，时大吐，吐极大汗，遂昏厥而脱，全不知人。时半夜矣，急迎往看，则六脉全无，手足厥冷，目合不语，牙关半开半闭，惟身体不僵，未全冷耳。余曰：证脉全脱，药能下咽，方可救也。试以姜汤能咽，即以人参五钱，附子三钱，白术、干姜各二钱，煎成频频灌下。至天明，手足回温，再剂目开，三剂手能动，四剂脉出如丝，至一周时方能言也。至第三日，元气稍振，而疟复发，即以前方减参附一半，加桂枝、赤芍、半夏、甘草、生姜、大枣，解肌温里，每日二剂，六七日疟止矣。苦寒伤胃，亦至如此。

八、族其五主政，仲秋舟中感寒，归来患疟，寒多热少，巅顶痛，腰背疼，汗出不止，脉弦细而紧，疟发则小便不禁，滴点不休。此非三阳证，乃厥阴疟也。用人参五钱，桂枝、赤芍、细辛、炮姜、半夏、甘草，姜枣为引，服后汗少寒轻，而尿不固。加附子五分，遗溺止，病人畏热，不肯再剂。疟势减轻，方加白术、当归。因调理失宜，疟复者三，皆以参芪归术桂枝赤芍甘草姜枣等药，月余痊可。若宗时派，以柴胡为套剂，岂不益病乎？

九、王木文兄，初秋场中筑盐，日受酷暑，夜沾风寒，回扬疟作。历医数人，皆柴葛香薷知芩二陈等剂，病全不减。十日后迎治，脉则浮弦而数，疟发身痛，寒极而热，热则渴甚，汗多，小便痛而难出。此风热未解，须用仲景阳旦汤，风热两解也。用桂枝、赤芍、黄芩、甘草，加葛根、厚朴、茯苓，二剂知，四剂减轻，六剂疟止。不数日，又复往场，半月后回扬，三四日疟又复发。初亦非余治，势甚重，始招再医。询其病状，大非前证，发寒时，便腹肋胀痛，热则起床乱走，谵言妄语，其势若狂，渴饮不休，诊其脉，则细数无伦，巅顶作痛，小便痛而难出。此皆厥阴病，岂非女劳复乎？遂用当归四逆汤加附子、生姜、大枣，一日轻，二日减，三日六剂，疟止矣。治疟效速，惟有此证以辨经不谬也。若以前用黄芩而效，再用前剂，岂不殆哉？

十、程馨九太学，九月上旬，自淮安患疟回扬，已发四次，其疟甚轻。而本气甚虚，寒热之后，汗出不止。虽系少阳风疟，而初剂即用人参、桂枝、赤芍为君，柴胡、陈皮、半夏、茯苓、甘草为佐，姜枣为引，如此十剂，疟止十日矣。因愤怒劳复，又值梦遗，余适有江南之役，回往十日，则病势危矣。疟则不甚，而元气大虚，日夜汗出不止，开目亦出，饮食亦出，小便不能顿出，惟听其点滴。更增咳嗽，不能侧卧，惟仰卧于床。因重用人参八钱，附子三钱，何首乌三钱，每日二剂。疟劳稍轻，又复梦遗，至冬至日，阳气不生，则病愈剧，日出汗十六身，衣被尽湿，股肉皮伤。幸胃气未败，粥食可餐，大便禁固。其时谤议纷纷，谓疟复不用柴胡，而用参附。幸馨兄不疑，且有内亲曹启心兄赞助，冬至日防其阳脱，惟用参附汤三剂，每剂人参一两，生附子五钱。如此三日，汗方止半而有生机。嗣后每剂人参一两，白术三钱，何首乌三钱，茯苓二钱，日服二剂以治疟；夜服八味地黄汤，两倍桂附，加人参五钱，以治肾虚之咳嗽。如斯一月，至十二月半大寒节候，疟方止。嗣后日服前参术药一剂，八味汤一剂。至次年上元节后，不用参术等药，专服八味汤一剂，以补肝肾，初夏方策杖步于庭。此证费参价数千金，若人力不及，信任不专，何能望治。后每咳嗽，或因风因劳，皆以八味地黄汤重加人参即效，总由肺肾虚寒也。

十一、高学山文学尊堂，年逾六十，平素多痰而胃冷，初夏便餐水果，因而病疟。历医十三位，已两月余而疟不止，渐增呕逆，滴水难下，药亦不纳，舌苔全黑，疟反不发，微有利意，最后相招。诊其脉沉弦而紧，重按滑而硬，求治于余。苦药不能下咽，检前方皆黄芩、知母、贝母、柴苓汤也。原因停冷致病，又益以寒中冷药，疟邪全入于里，寒痰格拒，非寻常药能破其坚垒。以半硫丸一钱，姜汤送下，觉胸间冲开，即不作呕。继进干姜、附子、半夏、茯苓、白蔻、橘红，大剂与服竟不吐。余曰：能药矣，但疟复发，方允可治。学山曰：他医要截药，而先生反欲疟发，岂不相反耶？余曰：疟者，外受之邪也，知在何经，宜用此经之药，驱之使出，此善治疟者也。尊堂太阴脾经疟也，当用脾脏之药则中的矣。而用柴胡、干葛、黄芩少阳阳明之药，与太阴何与焉？今疟固在，脉尚双弦，固本气自虚，邪陷于内，非竟止也。中气稍振，疟必再发。加人参一钱于前药内，以助中气，俾邪外解。服至三四日，胃温呕止，能进米饮，而疟发矣，较前更甚。遂改用桂枝、赤芍、生姜以解肌，不用人参，以苍术、半夏、干姜、附子、陈皮、茯苓、甘草以温里。如此六七日，饮食略进，疟发有汗，寒热减轻。复加人参，换白术，又六七日，饮食可餐，而疟全止。不虞先原停冷又服凉药，积冷尚存，少腹遂胀痛溏泻，而又转痢，脉复紧滑。此肠胃尚有积垢，又去参术，用苍、朴、香、槟、姜、附、赤芍、二陈等药十数剂，大便通畅，泻痢寻愈。调治五阅月，方能步履。

嗟乎！疟之较伤寒，只差一间耳。伤寒则自表传里，疟则专经而不传，何得疟疾不分经而套治耶？

十二、吴幹庭文学，年二十余，本质阴虚，秋病疟，至冬未痊，迎往真州以治之。病已五月，疟邪虽轻，而真阴大损。因病中时时梦遗，不能禁固，致疟不瘳，脉弦细数而无力，畏寒不欲揭帐，胁肋气冲而痛，脐有动气，半身不能侧卧，腰膝酸疼，不能久立，间或咳嗽，自汗盗汗，而阴毛皆变白色，证现肝肾两虚。检其前方，皆柴、芩、二陈、二母、鳖甲清疏之品，间有用人参、白术者亦未服。余主补阴，俾邪自解，用桂枝、当归、赤芍、何首乌、葳蕤、茯苓、人参、甘草，姜枣为引，仿建中汤治法。因当脐动气，胁肋气冲，皆肝肾之病，故不用芪术也。外朝服枸菟丸以固精，全不作疟治，半月而疟止矣。后以参芪入六味地黄汤，调治而康。

十数年前，幹兄尚在幼龄，秋病痢，前医辞不治。余不知也，迎往真州治之。诊其脉滑数有力，乃湿热痢证，不足虑也。检前方则山楂、厚朴、当归、白芍、木瓜、金银花、陈皮而已。余曰：邪重药轻，何能破其积滞耶？遂用黄连、木香、槟榔、苍朴、枳壳、赤芍、山楂，大剂二服，而下结粪尺余，两日痢止。次日辞行，复诊留药，其舌或变黑，见几上碟贮葡萄干，问曰：食此乎？幹庭曰：然。令拭去无迹。家人问曰：食此能黑舌乎。余曰：然。幹兄笑曰：无怪前某先生辞不肯医矣，彼固因舌黑也，其日亦食葡萄干。附记以为舌鉴。

十三、吴坦如兄，初冬真州①抱病回扬，外证则微热微寒，头疼咳嗽，喉痛不甚，而胁肋连腰则痛甚，脉则弦细紧而搏手，按之又无力。自以为风伏火，求为发散。予曰：脉证阴阳相半，表里皆寒，幸有头痛发热，邪犹未全入里也。此厥阴伤寒证，以其十数年前，年甫三十曾患中风，半身不遂，用过桂附，故不惊疑。遂用桂枝、细辛、赤芍、附子、炮姜、吴萸、半夏、桔梗、甘草、生姜，以当归四逆加减投之。如斯七日，喉痛止，诸证减，遂转为疟疾。胁痛虽减，而不能侧卧，咳嗽不除，疟疾日发，其紧脉虽退而转弦细，七八日后，脉更兼涩。平素肝肾虚寒，遂加人参、当归，以培阴血，因胁痛咳嗽，恐成疟劳。服参、附、归、芍、桂枝、苓、夏、甘草之药百剂，其中三复，皆如此治法，方获脱然。

十四、程越峰文学，南场应试，患疟归扬。初医不辨何经，惟投套剂，不过柴、苓、知、贝，治不愈，遂用截疟毒丸，空心井水吞服，以致少腹里急似痢。而前医犹称暑气，益用香薷，阴凝寒肃，疟邪入里，竟不发矣，而手足厥冷，腹胁隐痛，下痢红水。求治于予，脉则弦紧无伦。此厥阴经疟也，急宜温里，使疟仍从外发，不然即痢下不止矣。以桂枝、细辛、附子、干姜、赤芍、吴萸、半夏、茯苓、甘草重剂，七日手足渐温，惟腹尚痛，或下脓血，因里得温，阳气稍振，疟仍发出。但缘误治伤中，遂以前剂加人参、当归，去细辛、吴萸，半月疟止。因力薄停参，疟又复作，以白术代参，计服姜附药九十剂。疟已止而便实，彼因齿痛遂去姜附。无参而加黄芪，遂胸胀不能食，少腹随痛，仍照前方去黄芪加姜附，十数剂疟方止而痊。

误用苦寒井水，姜附百剂方得破彼坚冰。前吴疟案，亦厥阴疟也。

---

① 真州：此为古称，今为江苏仪征市。

始即用温药，亦百剂方瘥，未误苦寒，故未下利。治疟不辨六经，不分阴阳浪投劫药，医家病家皆当致警。

| 痢疾治效 |

一、朱贞启文学，年六十外，初秋患痢，其证恶寒发热，脉浮而数，头疼身痛，目赤口干，而又腹痛，痢下脓血，不离秽桶。此虽挟表之证，其势甚危，乃疫毒痢也。表里皆病，必须先解其表，而后攻里，正合败毒散加陈仓米，乃属仓廪汤之证。遂以羌活、独活、柴胡、前胡、川芎、茯苓、枳壳、桔梗、甘草、陈仓米，日投二剂，身得微汗，表热里痢皆减半。浮脉虽平，而虚数不敛，此高年气虚，即以前药遵古方加人参一钱。二剂遂大汗通身，热退痢止，邪从外解，竟不须攻里矣。

二、休邑黄益之，时寓瓜镇，年七十四岁。秋初患痢疾，六脉虽大，而尚有力，赤白相间。初以平胃散加归芎香砂，四剂积滞已行，而痢不止，下迫益甚，小便难出，六脉更大而无力。余议用参附，其邻医曰：痢脉忌洪大，而又有血，反用参附，殊为不合。余曰：老人脉大为虚，今脉大而不数，重取无力，此气虚非热也，乃中气虚寒，逼阳于外，致脉亦浮于外也。痢疾属肾，肾主二便，开窍于二阴。今小便秘而大便不禁，乃元气下脱，宜升阳温肾，非桂附不可。遂用人参三钱，茯术桂附炮姜当归茯苓各钱半，升麻、甘草各五分。四五剂后，小便即通，脉亦敛小，不十剂而痢止矣。后用八味地黄丸加破故纸、五味子，调理一月，计服人参半斤而痊。此治痢变法，因其年迈也。

三、溧水药店张姓，初秋患痢，昼夜百度，不能离秽桶，干呕烦热，而手足反时冷，脉又细数，渴食西瓜，片时随即利下，而色不变。医议纷纷，或云完谷不化，手足时冷，恐属胃寒。余复细验，脉虽细，重按则长，齿燥舌黄，断为热厥，此邪热不杀谷，因胃热极，传化失常，不及变而速下，此经所谓"暴注下迫，皆属于热"也。用大黄三钱，黄连二钱，厚朴、槟榔、白芍、木香为佐，乘热与服，微寐片时，腹中大鸣，洞泻数次，积粪甚多，而痢减半。即去大黄，加当归、陈皮、泽泻，数剂而愈。

四、周子仁，深秋患痢，自恃知医，先以巴霜丸下之不减。恣啖酒肉，全不禁忌，又进大黄丸下之益甚，又自服平胃、香砂、归芍等药，亦不效。昼夜四五十次，将近一月，急招予治。脉则细数身热，干呕不食，面白唇红，左肋气冲而痛，下痢纯红，愈便愈坠，投以黄连、归芍、香、槟、苓、草、陈皮不效。然所见诸证，皆痢所忌，视其人清瘦，素属阴虚，巴豆治寒痢，大黄治热痢，寒热乱投，下多亡阴。季肋属肾，痢亦肾病，当变法以治之，补阴为本，治痢为标。用生地黄、归、芍为君，黄柏、人参、陈皮、甘草、陈米、神曲为臣，日进二剂，脉数唇红稍退。遂执此方坚服半月，渐次减少而愈。若以脉数身热，下血唇红，干呕不食，弃为逆证，而不以下多亡阴，用滋肾治法，奚望其生乎？

五、族兄晓斋先生尊阃，深秋患痢，年近六旬，夏日贪凉食冷，乃寒痢也。以自知药性，喜补畏消，更恶热药，诸医顺其性，惟以平妥套剂治之。因循日久，转变虚寒，有用肉桂者，有用黄连者，无所适从，决之于余。诊其脉两尺全伏，舌苔灰黑，哕声近呃，足冷至膝，布障窗牖，畏见日光，脉证皆大虚寒，以书证病，确当温补。遂用人参三钱，附子、炮姜、肉桂、茯苓、芍药各钱半，暮夜请医不到，势急勉煎。而病人亦神昏不辨何药，服后随得熟寐。醒索再煎，又照前方一剂，次日足温呃止，痢亦减半。继延团分璜，余适往探，不令余诊，恐余用热药也。然分璜以余药为宜，随又迎京口吴时乘，用药亦同，惟加附子三分耳。因病人最恶热药，时乘令将人参炮姜先煎汤于药罐内，以白术、归芍、茯苓、甘草、陈皮佐助群药，面投罐内，以免疑畏，用术治愈。

六、汪紫臣翁深秋患痢，历冬不瘥，日不过三四次，夜或便，或不便，腹不痛，但腰下一坠，即便脓血矣。历医二三人皆不效，然饮食起居如常。最后问治于余，诊其脉弦而无力，两尺细紧。余曰：非痢也，此经所谓大瘕泻①，乃肾气虚也。盖肾主二便，今大小两便，一齐并出，小便不能单行，此五虚证之一。谓之泻利前后，理宜补气，用人参、芪术、当归、桂附、故纸、五味、升麻，服十剂。紫臣云：全不效。余曰：虚回痢自止，不能计日取效，非余故留病也。遂疏方请自制药日服，期以小便能单出为效。服药将一月，相遇于友家，喜曰：昨日能立出小便矣。令其再服十余剂，勿功亏一篑，后遂全愈。若作痢治，则去道远矣。

七、方豫章部司，素虚寒，初秋患痢，日夜十多次，红白相半，脉弦细紧，反不恶寒，而微发热，头疼身痛。若以脉细紧为寒，不当头痛发热，以头痛发热为湿热，脉又不当细紧。然必以脉为准，定属

---

① 大瘕泻：中医病名，即今之痢疾样病变，如溃疡性结肠炎等。《难经·五十七难》曰："大瘕泄者里急后重，数至圊而不能便，茎中痛。"

厥阴病，寒凝于内，反逼阳于外也。况厥阴病原有头痛，且肝藏血，理宜用当归四逆汤。本方加附子、干姜、吴萸，解肌温里，俾邪外解，每日服药，夜必微汗，次日必热微利减。如此六七日，则表热里痢皆痊。以后三年初秋必病，皆如此治之。

八、余弟思承，年五十六岁，宣城贸易。初秋酷暑，日食苦蔗菜，即本草所谓败酱也。且餐石膏豆腐，淡薄水酒，平素中寒，因而腹痛作泻，泻后数日即痢疾矣。十余日余归，脉双弦紧硬，而两尺尤甚，胸中饱胀不能食，脐旁动气，按之痛，昼夜五十遍，腹反不痛，惟尾闾一酸坠即下痢矣，小便点滴难通，惟与痢并出。观脉之紧硬，腹之不痛，此肾藏虚寒之痢无疑矣。初即用附子、干姜、肉桂、归、芍、苍术、香砂，十数日不减，而下迫益甚，更换白术、茯苓，去香砂、干姜，亦不效。益之以人参、黄芪、升麻，亦不效。再以八味地黄三倍桂附为丸，清晨吞服，夜用鹿茸、鹿胶、鹿角霜为丸，虽稍减而亦不愈。如斯大药，服之百日，至立春方减至十数便。因痢久下陷成痔，日下鲜血，而紧硬脉不退，但停鹿茸丸，煎剂之桂附，八味丸之桂附，仍日服不辍，至春分日方一夕而痢止。次年八月，即上年得痢之日，又复痢疾。仍如前煎丸并服，又不见效，再以硫黄之玉粉丹服之一月，至冬至前后方痢止。

乙酉仲秋，前痢又作因食蟹所致，如前治法，冬至方回。此痢之虚寒，世不多见，因属胞弟，彼此不疑，故得获效于万一也。

卷

三

诸中证治效

一、方惟善翁，年七十，夏月忽右手足不用，口眼㖞斜，舌强面赤，脉虚大而叁伍不调，两寸脉十数至一歇，但止数不齐耳。问其脉何以歇至，彼云：今十年矣，每心一掣跳，则脉必歇。余曰：心掣为肾病，此心肾气虚，并无风邪六经形证，温经大补或可复原，若作风医必致痿废。遂用人参、黄芪、白术、桂枝、芍药、附子、天麻、当归等药，每日用参两许，医治月余，口眼端正，步履如常。

方在调理之余，忽发咳嗽，彼自误为痰火，参附贻祸，数日后目窠微肿，颈脉大动，尿如煤水，乃肾藏真阳不足，将成水蛊之证也。随即咳喘不能卧，足跗先肿，渐延两腿，余用金匮肾气汤，加倍桂附，更入人参三钱。时当酷暑，悬大帐于庭，伏枕于几者二十八日，药近百剂，小便渐多而肿消。适因病后营葬①劳烦，调理失宜，遂时发喘咳，不能平卧，至八旬乃终。

二、汪大扶兄，年四十五，善饮贪凉，此素性也。雪途昏仆于地，

① 营葬：办丧事。

抬归始醒，即遍身拘挛，腰足冷痛，手足不能举，已具六经形证，此真中风也。先医者作虚治而用人参，困顿于床。后延余治，脉弦而沉紧，此夙昔①之风，加以雪天新中于寒，两邪并发，致昏厥而仆，风寒未解，何用补为？余以桂枝、细辛、羌活、附子、赤芍、干姜、半夏、甘草小续命汤加减，温里解表。五六日邪气外出，脉略浮弦，而增咳嗽，再加麻黄、杏仁，续续得汗而痛减。将一月，身发瘾疹作痒，外解而痊。

三、吴敦吉翁，年逾五十，善饮多劳，二月间盥洗时，忽然发晕，呕痰未仆，即右手足不举，言语謇涩，口眼不歪，尚能扶步，脉弦滑有力而无他证。此痰中也，用六君子汤去人参，加胆星、天麻、秦艽、竹沥、姜汁，半月后病减。方少加人参，兼用归、芍，一月后即言语，步履如常矣。

四、赵智善因酒后愤争，随即昏仆不语，手足厥冷，前医用牛黄丸不效，用风痰药亦不效，已经一日夜矣。余视之，六脉皆沉弦，而歇至来去不乱，喉无痰声，手足微冷，口眼端正，牙关半开，呼吸调匀，面无贼色。盖中风则身温，中气则身冷，此中气②也。用皂角末吹鼻，得嚏一声，随叹气一口，手有动意。继用乌药顺气散加木香、沉香，微煎数沸，缓缓灌下，即暖气一声而苏。

五、瓜镇刘玉吾，年六十外，混堂③浴归，卒中一日始醒。初医以风痰火杂治，风则羌防，火则膏连，痰则星夏，继进苏合丸数枚，则遗尿矣。十日外始迎余治，诊其脉虚大无伦，昏睡不语，身重遗尿，

---

① 夙昔：泛指昔时，往日。
② 中气：病证名。类中风类型之一，即气中。
③ 混堂：澡堂。备有大浴池供众人同时洗浴。

肢不偏废，口不歪斜，喉无痰声。原非中风，因老年贪浴，汗多亡阳而暴脱，有似中风。失此不用补中，反行疏导，阳气愈虚，致遗尿不语，竟成脱证。急用归脾汤原方，入人参一钱，四剂即能言语饮食，惟尿不禁耳。每日间用八味地黄汤去丹皮、泽泻，加人参、破故纸、益智仁、五味子而尿固。数日后，舌苔全黑而滑，此中气虚寒，肾水凌心，用苓桂理中汤，四剂而苔退。后仍以归脾汤甘温之剂调补一月，方能步履。但因多食苏合丸辛香散气，病愈后言语随忘，欲言又止，终不能复也。

六、镇江巡江营王守戎之媳，抱子登署后高楼，楼逼山脚，若有所见，抱子急下，即昏仆者一日夜。姜汤灌醒，如醉如痴，默默不语，不梳不洗，与食则食，弗与亦弗索也。或坐或卧，见人则避。如此半月，越江相招。入其室即避门后，开门即避于床，面壁不欲见人。令人抱持，握手片刻，而两手脉或大或小，或迟或数，全无一定。此中恶①也，与苏合香丸。拒不入口，灌之亦不咽。明系鬼祟所凭，意惟秦承祖②灸鬼法或可治也。遂授以灸法，用人抱持，将病人两手抱柱捆紧，扎两大指相连，用大艾团一柱，灸两大指甲角，灸至四壮，作鬼语求食求冥资。灸至七壮，方号呼叫痛，识人求解，继进安神煎剂，熟睡数日而愈。

七、吴翰臣兄令眷，予族之女也。清明夜，门首看城隍会，甫入堂，忽昏仆于地，不能言语，抬上床一刻，即大吐，口出妄言谓城隍夫人需侍者，已得三人，令其入庙服役，语毕，仍闭目昏睡。其家惊畏，暮夜迎余。自门首至寝所，皆烧冥资。观其色无青黑鬼气，切其

---

① 中恶：古病名，泛指感受秽毒或不正之气，突然昏厥不省人事的病证。
② 秦承祖：南北朝时刘宋医家。其精通针灸及医药，术高，被誉为"上手"。

脉两手相同，至止不乱，但虚大无力。余询其声变否，家人对以如常，此殊不似中恶之证也。又问前有病否，家人云：经水行有半月未止，数日前，即燃灯通夜不熄。翰臣外出，要人作伴，似有畏惧之状。盖邪之所凑，其气必虚，因脱血心虚，夜看城隍会，见扮鬼形，心怖而神乱矣，即或中恶，亦因其虚也。以人参五钱，桂心一钱，银一锭煎熟灌下，又将渣再煎灌下，片刻即醒。问其前事，全然不知，惟记门首看会，不知何由在床，但称心慌手麻而已。随用归脾汤数服，经止病愈。

八、魏老者，冬月自郡归瓜镇，夜食毕，方就枕即昏厥，手足僵直而厥冷，牙关咬紧，面青脉沉。此老年气弱，被严寒所迫寒中也。先以浓姜汤抉齿灌入，牙关略开，继以附子干姜半夏甘草四逆汤，大剂灌下，至五鼓身方回温，人亦渐醒。

九、巴其臣主政令眷，年未三十，遭新丧悲郁之后，忽眩晕昏仆不语，脉弦数而涩，有时手抽掣，面上发赤，喉无痰声，药亦能咽，惟昏睡不语者三日夜矣。经医数人，主风主痰主虚，与以牛黄抱龙丸皆能咽，但终不醒。予以脉弦数，独主火中，盖木郁化火，肝火暴甚，故卒倒而无知也。经云：阴气衰于下，则为热厥。以滋肝清火，逍遥散为主，用归、芍、丹皮、柴胡、郁金、栀子、贝母、羚羊角、竹沥频灌，一日夜回苏，能语而愈。嗣后遇怒仍发。

十、吴坦如兄，年将三十，酒后行走，忽昏仆不知人事，扛上床一刻方醒，即右手足不能举，尿不禁，而口眼不歪，舌微强，时发寒而汗出，小便频下，六脉细濡无力。此元气大虚，类中风之脱证也，若不急行温补，恐致大汗喘厥亡阳，乃显明易见之虚病。时火治菴[1]盛行之际，亦不能别生他议，遂以参、芪、归、术、桂、附、天麻、半夏、益智等药，补益月余而健。

十一、从容菴僧，饱食后混堂洗浴，昏晕抬归，手足温暖，呼吸调匀，口眼端正，牙关不紧，又无痰声，其人气实本无病者。诊其脉，两关沉滑有力，惟闭目不语，掐其人中亦知痛。此证非风非痰，非寒非虚，以意度之，饱食之后，久浴伤气，胃中食满，气虚不能运转。经云：一息不运，则机缄穷，岂非食中耶？以手重按其胃口，则眉皱手推。遂用姜盐汤探吐灌下，即呕哕吐出未化之饭半盆，嗳哟一声，目开而醒矣。

十二、扬州太守如夫人，年及三十，平素虚弱，参术汤丸不辍，盛暑忽身疼发热，呕吐痰水，犹以平日之虚，召用补剂。及诊其脉，浮弦而细，对以非平常之虚，乃暑热伤气，复受风邪，暑风证也。须先治风，以葛根、藿香、二陈、砂仁、厚朴、生姜，一剂即汗出发热身痛皆愈。少刻手足挛搐，目珠上视，喘喝遗尿，身僵不语矣。署中惊畏，急复再召。脉则不浮，但弦细耳，神昏僵卧，但能咽药，因脉之细，乃气虚伤暑而卒中也。面垢遗尿，皆属暑病，而非脱证。用古方消暑丸三钱，温胃涤痰。服药时许，又得微汗，即目开能语，续以香砂六君子汤，二剂而愈。

---

① 菴：古同"庵"。

男病治效

　　一、汪嵩如翁，己未年维扬患病，随余迪①兹至瓜镇，就彼治疗，寓江干从容僧舍，因药未效，又问治于余。昼夜不寐者已月余矣。诊其脉虚大而数，重按豁然，日惟食清粥两三盂而已。时当仲秋下旬，衣单纱，犹畏热之至，令仆挥扇，方可伏枕，否则起行不能着席矣，先医用药，秘不令知，但云日服人参而已。审其病，因始于愤怒，兼恐而致病。余即病因合病之状，而议治焉，盖暴怒伤阴则肝气逆，恐伤肾则气下，肾水不升，心阳不降，肾肝两病，魂不归肝，气不归肾。因卫气常留于阳则阳跷盛，不得入于阴则阴虚，故目不瞑矣。真阳外越，脉虚大而不敛，天令虽凉，而犹畏热，似与阴盛格阳同病，又非真武四逆所能治也。经曰：阴者阳之守也，阳者阴之卫也。病始于暴怒伤阴，阴不守阳，孤阳飞越，寒之不寒是无水也。用从阴引阳法，以八味地黄汤，倍用桂附加人参，四剂病知，八剂得寐半夜，十日后即熟寐矣。病痊心感，劝余迁扬，代为税居②，逾年之后，因移寓郡城矣。

　　二、熊伟男司训③，正月上旬，贺节饮酒，即于席上腹痛吐泻，并作厥冷大汗，竟不能归。先医用炮姜、香砂不效，又进平胃、二陈亦不效。因吐泻大汗，真阳外越，反面赤脉大腹胀而痛。延京口名家，见其腹大而痛，视为实证，投以木香、槟榔、腹皮破气劫药，病家不

①　迪：行，出走。
②　税居：租赁房屋。
③　司训：明清时期县学的教官，主管文庙祭祀，教诲生员。

敢服，自真州迎余至瓜镇，已病四日矣。诊其脉洪大无伦，重取即散，素有肋下肝肾气病，自以为旧疾作楚。予曰：非也。盖首春苦冷，暴寒所伤，此寒霍乱也，故卒然大痛，吐泻并作。因吐泻汗出，里气虚寒，真阳外越，以致面赤戴阳，阴躁不眠，口干呕哕，腹胀如石，胁痛气冲，脉洪散乱。此汗泻亡阳，大虚若实，危笃急证。若不急救，必致厥冷、汗出不治矣。非若寻常霍乱，吐泻止而愈者比也。遵仲景霍乱治法，以四逆汤加人参、肉桂、茯苓，小剂先投，得闭目片刻。继用人参五钱，附子三钱，干姜、肉桂、茯苓各二钱，日投三剂，脉略敛小，而两足太溪冲阳皆陷下不见。如斯重剂，六日始胀痛止而得卧，十二日大便方通，可进饮食。因平素脐旁肾藏有动气，芪术皆不能入剂，用四逆桂苓二十余日，饮食始餐。易用八味地黄汤，三倍桂附，加人参，调治两月方健。其时瓜镇医家佥云误补，必致危殆，因令子青选为予门人，不得不肩任也。

三、吴敦吉翁，年逾五十。己未年大旱，河水干涸，盐运维艰，因此思虑过度，遂倦怠懒言，默默独坐，不欲见人。然神思内清，有问必答，并非昏愦，乃情志之病也。医有以痰治者，有以育神养心治者，予亦参治其间，皆不效，渐致终日昏睡不起。将黄昏则自起盥洗食粥，夜分食饮，五鼓饮酒，与侍者如常谈笑，将天明则脱衣而卧，日间强扶掖而起，终不肯坐。如斯年余，绝不服药，药亦不效。予曰：虽阳虚之嗜卧，实思虑之伤脾，因七情致病，须情志以胜之，非药可治。如华陀之治魏守，激其大怒，可霍然而起。此因思致病，须怒以胜之，其时以余言为戏。乃未几有人隔屏愤争，触其大怒，披衣而起，与彼辨论，大声疾呼。次日天明，即霍然而起矣，隔数日步行枉谢。余问曰：去年令公郎激翁怒，犹记忆否？答以其时欲怒而不能也。嗣后则动履竟复旧矣。

四、李元亮书吏^①也，因书写过劳，秋杪忽咳嗽火上逆，头面皆赤。前医苦寒直折，随吐粉红白血如肺肉，则火愈上逆，一日三五次，火一逆则遍身皆赤，咳嗽益甚，间有白血，头面汗多。余往诊之，两手脉大而数，重取全无神力。若以失血之后，见此数大之脉，则为逆证，咳白血亦属不治。病者云：卧则不咳，坐起则咳甚。余熟思之，久视伤血，书写伤力。此气中虚火，宜人参、黄芪、甘草以退之。所谓虚火宜补，误用苦寒，虚以实治，则火愈炽。坐起咳甚，肺虚也。脉大无力，所谓劳则彰，亦气虚也。多汗面赤，乃虚阳上泛，非阴虚之火。遂用大剂黄芪为君，人参、当归、白芍、麦冬、五味、甘草为臣佐，一剂汗收脉敛，三剂火息咳止。如此滋补，一月方能起床。火之阴阳，可不辨哉？

五、万守澍文学尊翁，年七旬外，长斋独宿二十年矣。因心事怫郁^②，夜中忽大吐紫血碗许，随腹痛，又便紫黑血碗许，昏仆于地。室内无人，及其自醒，始登榻。次日相招，两手脉大而芤，幸不散耳。他医议用凉血滋阴，予曰非也。此蓄血证，因郁怒伤肝脾，肝不藏血，脾不裹血，致血无归，而成瘀败，上吐下便。幸老翁闭关已久，不致气随血脱，尚敢滋阴以伤胃脘之阳乎？用大剂归脾汤，加炒黑干姜，计用人参数两，匝月乃康。

六、曹君仪，年六十四，体丰肥，素阴虚，初病胁痛呕吐，寒热汗出，胸中噎塞，将成膈证。予以归、芍、川芎、二陈、香附、郁金等药，治之半年，胸中宽，遂咳嗽吐痰，转为虚劳。每因劳则寒热似

---

① 书吏：承办文书的吏员。
② 怫郁：忧郁，心情不舒畅。

疟，汗出热退，身目皆黄，溺赤，又变为瘅证。用逍遥散数剂，其黄即退。或一月一发，半月一发，渐至面额黧黑，爪甲枯粉，大便秘涩，此女劳瘅，又名黑瘅也。一医以瘅不必分五，均是湿热，用平胃、五苓，间用黄连、肉桂，病愈笃，仅存皮骨，已备终事，复求治于余。但女劳瘅一证，仲景言之甚详，必有寒热，久为黑瘅，皆主风药。东垣因之，亦以风药而加参术，用皆不效。夫女劳之名，必属肾水亏虚，水虚则土实，所以反见敦阜^①之色。此虚邪也，不必平土，但宜壮水，水壮则土不燥。虞天民《苍生司命》云：女劳瘅当作虚劳治之，正合治法。遂以六味地黄汤加当归、芍药、秦艽、苡仁、麦冬养阴壮水之药，百剂寒热先除，瘅黄渐退。至七旬外，他疾而终。

七、王君圣翁，前疟证愈后，而经营劳碌过甚，自恃强壮，不善爱护，每遇过劳或饮食不节便发寒战，战后发热，腹胁大痛，或泻或不泻，汗出热退，身目俱黄，腹大如鼓。因前治疟，知其肾藏虚寒，以八味地黄料加倍桂附，水叠为丸，日服不辍，病发则用逍遥散加秦艽、丹皮，数剂即退。如斯三四年，应酬如故。后年逾六十，正气渐衰，发频而黄不退，额黄渐黑，竟成女劳瘅矣。其时火治庵名噪甚，遂易彼治之，谓瘅不必分五，皆以湿热治之，重用茵陈为君，杂以五苓、平胃，治经二三年，治庵自病。又易医亦以湿热治之。时重时轻，人则骨立，腹则胀大，年将望七，忽头大痛。此肾厥头痛，而医者不行温补，反作风治，用桂枝、细辛、白芷疏风散气之剂，遂致三日而逝。前曹瘅证肾藏虚热，阳黄也。此瘅证肾藏虚寒，阴黄也。均属女劳瘅证，岂可瘅不必分五，混同湿热而治之乎？

---

① 敦阜：土的别称。

八、程于宫兄，首春自场来扬就医，面目皆黄，胸腹饱胀，腹痛便溏，脉沉而紧。此太阴脾藏之阴黄，色黄而黯，非胃腑之阳黄，色如橘皮也。言场服茵陈、栀子、四苓清热之药，病将一月而不效。此证本中寒，误作湿热，岂不益甚乎？而病者素畏热药，今病患中寒，不得不温。先以苍术、炮姜、二陈、砂仁、茵陈、泽泻投之，胸虽稍宽，脉沉不起，紧亦不退。遂加附子，易干姜，十数剂黄退腹消。即前方苍术换白术，去茵陈，加甘草，调理而愈。此瘅病正治，亦须辨阴阳寒热也。

九、崔魏子病疝一月，清肝理气，消坚攻劫，无不备尝，最后招予。诊其脉细濡如绵，惟有三至，羸瘦不堪，色枯貌瘁，卧床不起，疝坠于囊，全不知痛，时值秋暑，畏寒服绵。予曰：虚寒极矣，元气下陷，须温而举之。用人参、黄芪、肉桂、附子、当归、升麻、甘草，姜枣为引，温肾升阳五七日，疝方渐收能坐，温补而愈。

越三年，又疝痛牵引胸背，胃中亦隐隐而痛，历医多人，有疏肝者，有理气者，有用安息诸香者，渐至阳虚自汗，惊悸不眠，较前病更甚，病两月矣。自惭不便，请浼①人求治。诊其脉细涩不堪，乃气血两亏，津枯髓减，肝肾病也。经曰：诸阳受气于胸中，转行于背，此气虚胸背痛也。又经曰：肝虚则令人胸痛引背，下则两胁胠②满，此血虚之胸背痛也。肝虚不藏魂故不寐，气虚不能卫故自汗，脉又细涩，此伤精亡血之证，以熟地黄、当归、枸杞、山茱萸、枣仁补肾滋肝，以肉桂、破故纸引气归肾，加人参、黄芪以益卫气。初服病知渐减，多服寻愈，两月方瘳。前医执痛无补法，岂定论乎？

---

① 浼（měi）：恳托。
② 胠（qū）：腋下。

十、王用明兄，新正①登金山，日中痛饮，攀缘山巅，劳而汗出，归卧火箱，夜又梦遗，次日四肢清冷，面惨不光，肌肤似麻非麻，似痒非痒，惟皮外不欲沾衣，觉衣之硬甚也。夜卧被席亦如之，脉浮而濡。医初用疏邪实表驱风剂不效。予曰：此肉苛②也。虽正月犹属冬令，阳气在里，劳而汗出则卫虚，又值梦遗而营弱，所以不胜衣而肉苛也。以黄芪建中汤加白术、当归，姜枣为引，三剂而愈。

十一、熊辟疆兄，秋间食冷物，当风假寐，次日即胸前结硬冷痛，干呕作泻。随服平胃、二陈、炮姜四剂，稍减而未痊。因循两月，服药断续。其间或服姜桂温中之剂，则痛愈甚。以手扪之，胸皮皆冷，呕吐酸水，小便涩少，脉初诊则细，重按反滑而有力。余曰：初因寒中，积之既久，郁而成热，所以姜桂反增痛矣。皮外虽冷，乃阳郁于内也，用仲景泻心汤法，但苦以泻实，辛以散结，以二陈汤加黄连一钱，干姜一钱，四剂后，胸中作响而宽，胸皮回温，续得大便畅解数次方愈。

十二、员虞肱中翰③，己巳年三汊河舟中，忽奋身跳河，家人拉住，嗣后言变志乱，举止失常，经医数辈，皆以癫证治之，月余罔效，末始招余。脉弦细而数，尺寸皆涩。予曰：脉不长滑，非痰非狂，然未察其病证，及相对揖让如常，但言语无伦次。一日，以笔画几作横竖云：此我也。又以笔圈之云：此困我也。一日，手摘桃叶搓之纳口中，手掬鱼缸水欲吞，复并桃叶吐去，入席又言语如常。又一日，倦卧内房，就榻诊之。初自逊云：我少年也，奈何卧于床，致劳先生之多步耶？忽又云：昨日得一竹片，刮之甚光，遂口作击竹之声，以手和之，

---

① 新正：农历新年正月。
② 肉苛：病名，始见于《素问·逆调论》，主要临床表现是麻木。
③ 中翰：清代称内阁中书为中翰。

予见言乱而出。随令纪纲传语，谓适言竹片者妄言也，嘱余勿信，余方恍然悟矣。经云：肾气不以时上，故言变而志乱也，谓之失志。此非癫狂，乃肾病也。次日往诊，问其竹片，彼尚记忆。予告曰：尊恙肾虚证，独宿百日，可勿药而愈，否则定成废人矣。彼拍案而立云：果如此，明日即出城税居僧舍，屈先生迂步就诊可也。次日果移寓天宁杏园，余以六味地黄汤去泽泻，加当归、麦冬、五味、远志，而用人参三钱，不加增减，半月即神气清朗，微发一次。嗣后兼服天王补心丹又半月，则应酬如故。计住四十二日，因家事重大而归。晤对曰：旁人谓先生必用桂附，殊不知竟是六味地黄汤清凉药也。相视大笑。

十三、休邑蔡毓徵兄，寓瓜镇，倏得异疾。时四月初旬，或周身头面作痒，痒至不可解，遂赤身卧于棕床屉，滚擦不休，少刻头面遍身皆红肿而痒不息。余至诊脉，则浮数无伦。《内经》有刺风一证不若此甚，而多红肿，脉又数甚，殊不似也。因见肆中鮰鱼甚多，《本草》鮰鱼别名癫鱼，食之令人多发癫。疑其食鮰鱼，询之果然。问其食时有异否，云食鱼脑觉舌麻，此中鱼毒无疑矣。急用甘蔗汁、芦根汁、橄榄汤，频频杂进，时许即止。而遍身皮破，痛楚旬日，落去外肤方愈。大凡食物有异，即当弃而勿食，此可鉴矣。

十四、吴佩元兄，狎妓酣饮，真阴亏，损其本质也。忽两胯结两核，但肿而不红不痛，疡科以鱼口治之。盖因其平素有外色，彼亦自疑，遂甘服五虎毒剂，下之不消，久而自散。缘此伤阴咳嗽，亦属他医所治。后两膝下忽又结两核，亦肿而不痛，就治于余。诊其脉细数无力，上咳嗽而下结核，此真阴虚竭，津枯血少，为火结核也。以《外科证治准绳》结核证与彼视之，作下部疮疡，用六味地黄汤，加沙参、贝母、归、芍、麦冬等十数剂，其核一夜全消。医治一月，嗽亦全止。隔年余，忽大吐血，其素相好之医，斥地黄汤为毒药，吐血者服地黄汤，百不一生。不曰阴虚，而曰虚冷，先以桂枝、归芍、细辛、木通、甘草、姜、枣当归四逆汤治之，血不止。改用真武汤又不止，再加干姜乃血尽自止，遂归功于姜附，用之经年，渐至喉痛失音，藏毒溃脓，而犹不悟，延至喉烂肛烂，百苦而殁。夫恣用苦寒，浪投辛热，不辨阴阳，皆非王道，病家医家，可不慎诸？

十五、王以宁兄，壬戌年患呕吐证，食毕片刻即吐出，其时年方二十余岁，全不介意。起居如常，吐将百日，百药不效。余作下焦翻胃，以八味地黄汤，两倍桂附治之。吐止后得腹痛证，乃肾气虚寒，动气冲击，为粗工攻积，大下几脱，因而致虚，此受害之始也。

越四五年，先因便浊，渐致寒精自出。年逾四十之外，因怒而耳聋，用聪耳药、当归四逆皆不效，参芪亦不效。一朝或聪，则十数年前吐病发矣，饮食肥甘不厌，食亦不少，但食后片刻则大吐，或多或少。吐一二月，又不吐者一月，每吐必因怒起，如此屡吐屡止者年余。吐久伤气，则胸背大痛，用人捶按。如吐未尽，则痛在胁肋，必俟徐徐化下乃已。渐至阳气大虚，妄见妄闻，胸背气冲而痛，坐不能卧，寒战发热，大汗昏冒，足痿不能立，手不能举，寒精不禁，阴茎全缩，小便淋漓，下体浮肿，日虽能食，然有粒米不存者。种种败证俱见，自己治棺，而专任于余，不肯易医。始终以苓桂理中汤为主，用人参三五钱，附子、干姜、苓、桂、半夏各二钱，约服千剂，吐甚加服半硫丸；若上焦虚热，则用三倍桂附八味地黄料，水渍为丸，日服不辍；若中宫虚冷，则用苓桂理中料各等分，但甘草减半，以枣肉为丸，相参而服，亦终年不辍；如伤风咳嗽，坐不能卧，则用当归四逆汤加附子、茯苓、半夏、杏仁、姜、枣，仿温肺汤之法。如斯处治，历病四年，或丸或汤，未尝间断，渐致策杖能步，或日全食，或吐一餐而渐愈。此证本于便浊伤精，肾藏虚寒，阴邪上逆，所谓呼出心与肺，吸入肾与肝。肾病失吸入之权，脾虽能纳，而不能吸反逆上，而成反胃。数年内有一月全不吐者，二三次每因怒而复，盖怒则气逆也。初病食后即吐，将愈则朝食暮吐，逐渐不吐，弃杖而步行。此下焦反胃，而非上焦隔噎，以胃气本厚，幸未投疏气伤中之药，虽呕吐四年，全用参术为君以培土，桂附为臣以益火，未经劫治，任医得专，故能十全斯病也。

十六、吴虞能兄，得肺痈证，自不知而医亦不识也。正月半后，招余往诊，则围被抱火，身坐火箱，犹畏寒甚，但云咳嗽不能卧，寒热时发，胸背胀痛，初医先云伤风，继云肺寒，用桂枝、细辛、干姜、二陈等药，已十余日矣。诊其脉两寸涩而数，以手按其胸背，则内痛甚，口出腥臭腐气。此肺痈将溃，故作寒热，非真寒，乃内痛作脓之寒也。令其去火，急平肺排脓，使痈早溃，免传他叶。用苡仁、贝母、桔梗、甘草、防风、桑、杏、地骨皮、金银花、白及，四剂，则黄白臭脓日吐两碗。因嗜烟酒，肺素大热，幸不气虚，脓尽之后，现阴虚细数之脉，发热盗汗之证。此盖金病不能生水，纯用六味地黄汤去泽泻，加苡仁、贝母、麦冬、沙参、紫菀、五味等药，百剂方护完口。乡居数月，静养而康。

十七、族叔伟然，自扬来就诊，但称两足无力，喜饮茶汤，其脉细而数，两尺尤甚，乃伤精失血之脉。询其梦遗否？答云：并无此病。因其多饮，拟为消证，令其尿贮盆中以验之，然后用药。次日复来，云尿上有浮脂，下有浑浊。予告曰：三消之证已得二矣，渴为上消，小便变为下消，精随溺出，两足无力，将成痿躄，大病也。须清心寡欲，以善药治之，何独以足疾为患耶？遂以六味地黄汤去泽泻，加人参、黄芪、菟丝子、麦冬、五味子为煎剂，早晚服枸菟丸三钱。客寓于真州园亭，医治百日而愈。复立左归丸方，令其归场日服。后因中年无子，不能节欲，数年后疽发于背而殁。消证有心自焚而死者，此证是也。

十八、员秉乾中翰长郎，年十三岁，出痧之后，咳泻两月，诸药不效。最后医家竟用二神之破故纸、肉蔻，而咳泻更甚，便令予诊。脉长而数，告曰：此胃热，非脾虚也。必因痧证未用石膏，致余热仍归肺胃，邪热不杀谷，故洞泻。幸热毒未全入肺，赖有洞泻分消其热，若不泻，则咳嗽发热，已成应劳矣。予以清热为主，热退则泻自止。遂用苡仁、贝母、栝蒌、地骨皮、麦冬、知母、桑皮、木通、桔梗、甘草，四剂，反大泻数次而泻减。再十余剂，咳嗽皆愈。治病必求其本，若见病治病，奚有当哉？

十九、族誉六郡丞①，莅任梧州，其地山多而湿，暑月病疟，土医攻劫而愈，不无伤气。病方愈，即丁艰②回籍，道经梅岭，路发眩晕，有如中证，晕退即两足痿痹不能立，不能步矣。归来召诊，脉细濡微数，头微晕，足肿微痛，尚可伸缩，未致缓纵，但形盛气虚，多痰多火，表虚多汗。此气虚而伤湿热，谓之痛痿。群医主治不同，或用桂附，或用知柏，或专补肾。余曰：病居下体，着而不行，脉不浮弦，非风也；脉不紧而痛不甚，非寒也。今脉濡而细数，两足肿，此气虚伤湿。遵经治痿独取阳明，以人参、白术、半夏补脾燥湿；天麻、秦艽、续断祛湿热而利关节，湿则客人皮肉筋骨；归芍滋血以舒筋，乃热因湿化，不用苦寒，恐其有伤胃阳，转致湿不能解外；以加减虎潜

---

① 郡丞：郡守的副职。
② 丁艰：遭遇父母之丧。

丸滋补肾元，以坚骨痿。如斯平补，半载有余，遂可步履矣。

二十、西林族侄，本脾肾虚寒之质，因未得子，常服温剂，房事之后，气忽欲脱，心慌头眩，汗出不寐。他医用人参两许，附子三钱，如此重剂者四五日，已服人参十数两，汗出虽止，而心慌眩晕，多餐不寐，仍然不减，相招治之。诊其脉细数无伦，余曰：始病庸或阳脱，参附未为不善，今已阳回而阴竭，遂当阴阳平补，脉细数不寐多餐，皆阴虚脉证，附子不宜用矣。余用古方益气补肾汤：人参三钱，黄芪、白术、茯神、山药、山萸、当归、五味子、甘草平补之剂，服五七日，遂得寐，眩止。渐次平调，百日后，食饭毕，必吐饭一二口，并无饱胀恶食之象。彼以为多食之故，遂减饭，而吐如故，用六君子汤不效，用清胃降气药亦不效。因思随食随咽即不吐，停食不咽即吐者，盖不咽，则肾气不下吸也。《脉经》曰：阴虚阳无所依，故令人多呕者，此证是也。即遵其治法，用六味地黄汤本方，服四剂，吐即止，饮食如常。已现阴虚证矣，而日服补阴之药，加入人参，调治年余，已可出门，应酬如旧。但因三年前阳脱之后，毕竟真阴大伤，遂有微咳，咳之不已，即吐血。因吐血而易医，尽翻前案，谓多服人参之过。遂绝去人参，专投苦寒，以图一时见效。虚作实医，致蹈虚虚之祸，反成真劳病，不半年而殁。

二十一、李子立兄，便浊经年，因豪饮而起，初必湿热，久则成虚，迎余求治。余曰：淋浊须分：淋自膀胱，出于尿窍，或膏或血，与尿并出，出则无余；浊为败精，出自精窍内，虽大痛而尿自清，或在尿前，或在尿后，便后尚有余沥，马口常湿，必污裈裆①。以此分

---

① 裈裆（kūn dāng）：裤裆。

别，庶知疗法。李兄云：如此则是便浊。及诊脉细涩无力，两尺尤甚，盖此证便久伤精，愈通愈痛，所以内痛连肛以及尿管。医者疑是梅毒，用疳疮治法，以龙胆泻肝汤合八正散，服下痛不可解，腰屈不能伸，皆误用通利之太过也。余用六味地黄汤加当归、麦冬、五味子、车前、菟丝子、人参，十数剂痛止，而浊尚不禁。再以卫生膏早服三钱，煎药更加黄芪，夜服枸菟丸三钱，两月余浊止而病全愈。但尿不能直出，必分歧两道，觉中略有碍处。予曰初病时，乃因酒湿流注，阴茎内必有小疮，故阻小便分为两道也。易以清心莲子饮，用人参、黄芪、生地黄、当归、麦冬、黄芩、地骨皮、车前子、泽泻、甘草、莲子，十余剂疮消，小便遂为一道出矣。

二十二、张紫山学博①，初夏自真州归，其夜小便频频欲解，又复不多，有二三十次，初不知服何药。三日后小便略通，即肛门下迫而痛，频欲大便，而粪又不燥，竟不能坐，惟欹倚而立。诊其脉沉弦细紧，舌紫微渴。余以初病小便频，脉又沉紧，作厥阴中寒处治，用当归四逆汤本方，四剂不效。先年曾患痔，又令疡科视之非痔，用补中益气汤，则痛坠愈甚。详审其脉，沉细而紧，少阴脉也。肾主二便，开窍于二阴，频频欲便，亦少阴病也。作少阴下利治法，用四逆加人参汤主之：附子三钱，茯苓、干姜各二钱，人参、甘草一钱，二剂知，四剂减，八剂肛全不坠。又仍如初病时小便频而痛也，余因悟初由厥阴失治，传入少阴，得四逆汤出少阴，又复回厥阴矣，重用当归四逆汤本方加干姜、附子，两阴并治。惟恐过热伤阴，每日间服乌梅丸六十粒，以通其格拒之邪，七日后则全愈。议以八味地黄丸调理，三四服后，虚火发而停药，病已痊。

---

① 学博：唐制，府郡置经学博士各一人，掌以五经教授学生。后泛称学官为学博。

一月复如前，小便频解而作痛，彼以前效之方，自配药服，愈服愈甚，又求治。则脉细数，两尺更甚，与前脉不同。余曰：此肝肾虚火，必失精之故。紫兄云：数日前果梦遗惊觉，未泄也。余曰：此肝火证，非前肝冷证，因遗未泄，必有瘀精，用生料地黄汤去山茱萸，加牛膝、车前子、当归、赤芍、生甘草，七八剂后，痛止溺通，出败精而愈。

夫均一人也，同一病也，前后治之各别而皆效者，凭脉故也，此凭脉不凭证之治法。

二十三、乔世臣大行①，少年时伤寒，为医过饿，又多服苦寒贻患，中寒痰饮，每年必发数次，腹痛呕吐，痰水盈盆，而前医犹清饿消克。及余治之，例用干姜、桂枝、茯苓、半夏，甚则加附子，每发辄效。医治屡年，发亦渐轻，病已愈矣。而世兄犹恐其夏至举发，先期预服效剂，乃前姜、附、苓、夏等药，不虞病退不胜辛热，遂至吐血，方停前剂。然余亦不敢用苦寒，因其辛热伤阴，非真阴虚损，暂用生地黄、茯苓、山药、丹皮、鳖甲、阿胶、麦冬、苡仁甘寒之品。然吐血不过一二口，随发亦随止。一年后渐增咳嗽，胁肋隐痛，间有喘咳不能卧者一二次，脉亦细数，将成弱证。常以熟地黄、茯苓、山药、丹皮、人参、沙参、麦冬、阿胶、紫菀、五味子滋补肺肾之药，服之不辍。前所服术附干姜，一片不能入剂矣。如斯三年，幸善为调护，方得血不吐，而咳亦宁。然后可服参芪归术补阳之药，但遇劳发咳，仍用前地黄取效。今年逾强仕，阴阳两虚，即麦冬、贝母皆不禁清凉，反用八味地黄丸而咳嗽止。此皆因先之苦寒过饿而伤阳，后之辛热过剂而伤阴，致体虚多病，用药可不慎诸？

———

① 大行：接待宾客的官员。

二十四、郭元威学博，壬午年三月犹寒，深夜步归，平素脾肾阳虚，有痰饮夙病，次日即胸胁大痛，呕吐痰涎，虚阳上泛，面赤脉大，汗出如水。药用干姜、附子、人参、半夏、茯苓、吴萸，时痛时止。如此七八日，忽痛吐紫黑血碗许，则胸胁痛减，下移于腹。前方加当归、赤芍、官桂，换炮姜以逐下焦之瘀。又数日，大便下黑血，其痛乃止。此中寒痰饮，血因寒蓄也。继以理中丸加桂苓、半夏，兼用八味地黄丸，加倍桂附，更入胡芦巴以宣下焦之气，水叠为丸。每日仍服理中汤一剂，虽不能如平常之健，亦复起居无病。

至癸未年四月初旬，旧病复作，又如前痛吐，手足厥冷，汗多面赤，彼不自以为虚，坚不用参。殊不知痛吐亡阳，胸痛引背，脉疾烦躁，势将痛脱。急令用人参五钱，生附子三钱，干姜、茯苓二钱，渐次痛宁得卧。续用熟附子、炮姜、理中、苓夏调治，犹未起床。因夏至将临，惟恐阳虚阴逼，所以姜附未退。至五月初一即咳嗽，犹以为寒痰，用桂枝、生姜、苓夏温肺，而咳愈增。至初六，适值夏至，即大热大渴，大咳吐血，不能平卧，脉变大数，全现阴虚，反属阴气当生不生，而转阴竭。未敢遽用清滋，先以八味地黄汤试之，犹不胜其热，再以六味地黄汤加沙参、麦冬、五味子，方合病机。热遂退，咳渐止。人参减半，未全去也。自夏至秋皆如此医治，亦复起居如常。

因本质虚寒，立冬后即改服八味地黄丸煎剂，用去附理中汤加半夏、茯苓、人参未辍。至十一月初一，冬至将临，又现阳气不生之证，忽霍乱腹痛，吐泻大作，痛止即下利不禁，呕呃昏沉，手足厥冷，已治终事。急用四逆汤加人参五钱，姜附各三钱，日服三剂，三日方回阳。又医治一年，药不少间。然过劳必发，寒热腹痛，呕吐汗出，热退即身目俱黄，溺赤，俨如瘅证，此阴黄也，全不用茵陈等药，坚服参术姜附苓桂。三年之中，濒危者数次，至甲申年冬月，方能出门，应酬如常。若非任医之专，服药之一，何能至此耶？

二十五、许沧澄兄，年二十外，久病真州，招余往治。询病源于前医，谓秋间患夹阴伤寒，治未痊可而即停药，至冬则甚。其时十月上旬，诊其脉虚细无神，而举止无沧，神思疲倦，默默不欲见人，一派阳气虚弱之证。用归脾汤加肉桂、益智仁，去木香。告曰：须冬至一阳生，病退方妙。至其时果半愈。后因庄房回禄[①]，闷步于庭，三日不寐，遂病剧矣。次年三月复招往看，及就诊，两手掩面，不敢见人，窗牖障黑，昼日燃烛。两手枯白，筋露青紫，两足筋惕，身肉眴动，足踏火，手抱火，犹然畏寒。三五日必梦遗一次，虽无梦亦遗，尿管连肛精道涩痛，口渴欲饮，饮必火上沸汤，惟吞一口，旋吐冷涎。日食十余餐，俨如消证，闻人履声便惊汗出。惜费不肯市参，以致危笃至此。

又米令兄见其沉重，托余急救，一日三诊，而脉三变。初则虚大无伦，服参术姜附药一剂，脉略敛。近夜即细涩无神，盖脉资始于肾，脉之频变，肾虚失其常度。渴者，肾虚引水自救也。多餐者，胃阳发露，皆亡阳脱证，非寻常药之能治。立千言医案，定议用仲景附子汤治少阴病者：人参三钱，附子三钱，白术、茯苓各钱半，芍药、炮姜各一钱，不须加减，以俟阳回。如此坚服一月，而畏人畏亮、筋惕厥冷阳脱诸证皆愈。四月来扬就医，则脉证与前大不侔（相等）矣。脉虚大而尺数，两足阴囊皆肿，肛右尿茎内痛，微咳多餐，夜反不寐，梦遗虽疏，而未全止，多怒詈骂。此阳甫回而阴旋虚，用金匮肾气丸，日服三钱，以消其下部之水；用归脾汤去木香，加菟丝子、龙骨、五味子以固精。用一旬则脉数大，咳嗽胸痛。又用六味地黄汤去泽泻，

---

① 回禄：引申指火灾。

加当归、人参、麦冬、五味子、菟丝子，相参间服。如此调治五十日，方能步履。回真州肌肉充于平昔。病有变迁，医不可执，岂以初治辛热得效，遂为始终不易者乎？

二十六、山西典客[①]宋兄，因多餐肉食而兼生冷，微有感冒，胸中饱胀，腹痛便秘。此当温中化滞，而前医概用山楂、神曲、麦芽、腹皮、枳朴消导之剂。殊不知冷食积中，须温方化，过用消克，反伤胃阳而食愈结。医不知此，消导不效，以大黄下之，惟便粪水。又以丸药下之，则冷结不通，计二十日，请治于余。脉细紧，手足清冷，胸结而硬，舌紫苔白。幸肾阳不虚，上结于胸，未下结于脏，用苍术、半夏、干姜、附子、白蔻，十剂胸结方开。下注腹痛，加肉桂，日服半硫丸二钱，惟进谷汤，不令清饿。冷秘二十八日，大便微通，初硬后溏，大黄丸得温方化，洞泻数次，然后胸腹大开。后以理中汤加苓夏砂仁温胃，匝月方瘥。

二十七、大升典客毛兄，素有眩证，发则昏仆不知人事，一刻即苏，起则如常，积有年矣，前医皆作痰治。近因眩跌阶石，触落门牙二个，血流不止，急招诊视。牙已落矣，而人事如常。诊脉细数，两尺尤甚。问彼眩时何状，答以头一眩，便不能自主，瞬息即苏。问素有何病，答曰：梦遗三两日一次。余曰：此虚火也。阴精竭于下，阳火逆于上，龙雷之火，一发即隐。《内经》所谓煎厥也。用生地黄、熟地黄、山萸、山药、元参、菊花、菟丝子、丹皮、石斛等药为汤，丸亦如之，日服不辍。经今数年，已不发矣。

---

① 典客：官名，主要职掌接待少数民族等事。

二十八、贡姓武弁①，年二十余，取耳时为同辈所戏，竟以铜乞刺通耳底，流血不止。延外科治耳，初不以为楚，仍行走街衢如常。旬日间即头痛，又延内科治之益甚。迎余往治，则头痛如破，身体僵直，烦躁面赤，脉弦而紧，仰卧于床，口流脓血。余沉思良久，以为此必破伤风也。检前所服之药皆石膏、栀子、芩连，作火头痛治。病人云：口吐脓血，不是喉出，不知从何而来。予曰：此的系破伤风矣。脑中脓血，流入鼻内窍，而渗于口中，非由咯吐而出也。破脑伤风项强，已属不治，此幸未柔汗厥冷。用小续命汤重加桂枝、附子、干姜，去黄芩，一剂微汗，头痛减半，两剂颈柔。十数剂后，耳内结痂，脑涎亦不流，但其耳褏②然无闻矣。

二十九、程士莘兄，朱姓家人，身体壮实，跌伤手臂，皮破出血，专科不过膏贴药敷而已。不自知谨，混堂洗浴，脱衣伤风，次日便恶寒发热，头疼身痛。先医者作伤风阳证治之，三四日后，大汗呕吐，僵卧于床，手足拘挛，角弓反张，始招予治。左右脉皆沉弦细紧，口眼抽掣，而跌伤之处反不知疼。此证初病失于温经，反行解表，致风寒内入，直伤肝经，破风反张，大汗呕吐，均属不治。幸未入少阴而下利耳，遂用桂枝、细辛、芍药、附子、干姜、当归、独活、天麻、吴萸、甘草重剂，五日汗敛身柔，呕止能食，而手反不能举，软卧于床。桂附大剂，一月方能起而立，若非年少壮实，万无生理矣。

丙戌续案

三十、吴瞻大兄，冬月足背生疮，久溃不敛，一医者令用刀去顽皮，不无新伤。春日苦寒，跣足就医，又敷以冷膏，随即作痒，更乘

---

① 武弁（biàn）：较低级的武官。
② 褏（xiù）："袖"的古字，衣袖。

舆河畔，迎面大风，遂遍身麻痒，面肿唇紫，舌强语涩，俨似中风。先医未辨何证，杂用风火痰药，服后呕哕不止。余至，诊脉则弦紧，面赤舌紫，手冷多汗，乃肝经风病，定属患处刀伤为风寒所袭，又兼冷膏外敷，证类破伤风，不宜缓纵。急用桂枝、赤芍、独活、细辛、附子、苍术、天麻、半夏、生姜，日投三剂，夜半患足方温。又二剂，微汗身轻，疮方知痛，如斯八剂乃愈。若非急治，缓则传里，不易医矣。

三十一、王东木孝廉，素有中寒痰饮证，暑月头痛，医作火治，投以石膏栀芩而痛甚。自以为剂轻，益加大剂，则头痛如破，以冷水渍布，覆于巅顶，渴欲冷饮，入口即吐，阴躁卧地，因便请诊。脉已六至，细疾无伦，赤身犹谓热甚，而实身冷多汗。余曰：此阴盛格阳，若不急温则一战而脱。急进大剂四逆汤加吴茱萸、半夏，连投二碗。孙医后至，亦同前药，但加人参，少刻寒战索被，覆以厚棉。幸先投药，少刻回阳，次日阴躁虽愈而头疼不止，至巳午时头痛，痛即呕哕不能食，因而废食者连旬。余以头风治疗，用当归四逆汤加附子、生姜、半夏、天麻。恐头风损目，故用归芍以滋肝也。京口医家，犹云误用辛热，及彼复投大剂石膏则痛而厥。又易医以湿痰处治，用苍术、五苓、吴萸、半夏而痛不止，渐至患目。经云：因于湿，首如裹，而不痛。痰厥头痛则不患目。其家以余言不谬，复召余治，易用清肝滋血辛平之剂，头痛目患渐愈。王兄自检眼科补肝丸方，以夏枯草、香附、甘草三味为丸，日服不辍，遂头目两证全愈。其方虽名补肝，实清肝也。乃知治病宗经，必不至于大谬。

女病治效

一、刘振寰翁令眷，己未年在扬患病，其长郎刘必远兄，祈签令彼问治于余，遂至瓜镇。道其病源，病人年五十外，清癯茹素。初秋因郁怒遂胸腹不宽，两肋胀痛，不食则嘈，食则不能过膈间或吐出。郡城诸医，皆以清痰理气，丁沉香燥，治之愈剧。渐至大便秘结，数日一通，每至黄昏，即后重欲大便，空坐秽桶，不能起立，又无粪下，至五鼓方可登床。如此四十日，百药不效，困惫不堪，坐桶时能食饮汤稀粥，至登床后，天明即呕逆不能食矣。余未诊脉，以意度之，此肝火也。先因郁怒伤阴，继复香燥耗血，致火上逆则呕吐，下迫则后重，昼则气升故吐，夜则气降故坠。但病久气血皆虚，须用血药以滋肝，左金以折肝，参草以补中，定方立论，用当归、白芍、人参、茯苓、甘草、黄连、吴茱萸、山栀、橘红，令彼持回试之，如不效再易方。服二剂，即不吐，四剂即出下气，不坐秽桶，夜可就枕。再索药即照前方，服至二十剂，即霍然起矣。余初有移居郡城之意未果，因彼再三谆请，迁意遂决。

二、吴言修封翁夫人，年近六十，素有痰饮证，发则胁肋大痛，呕吐屡日，痰尽则痛吐自止。乙亥首春，痛吐已六日，前医以宣气利痰为主，用旋覆代赭石汤加吴茱萸、干姜，药皆不纳。第七日招余，左右手六脉皆伏，推筋着骨皆无，水饮不能下咽，似属逆证，而声高音朗，坐起如常，无厥逆汗出等证。此吐甚伤气，致脉全伏，当以温里为急。用干姜、附子、人参、半夏、茯苓各钱半，吴茱萸五分，一剂即下咽不吐，再剂相安得寐，四剂痛止。但脉不出，续进米汤，三日后脉出如丝，大进粥食，脉始全见。嗣后每痛吐脉必伏，用前药即效。痛吐止后数日，方能服白术理中等汤，而甘草竟不能入剂，用则必呕。至壬午年四月，痛吐数日不止，因年增气弱，即痛引肩背，欲食冷物，畏亮阴躁，以幔蔽窗，有虚阳上越，痛吐亡阳之机。余每剂用人参四钱，附子三钱，姜夏、茯苓各二钱。而病者坚不服参，不得已暗加人参。大剂温补，三日方阳回躁定，去蔽窗之幔，不畏亮光。嗣后常服半硫丸，则饭食多餐，而姜附之剂居恒不能久辍。人之脏腑虚寒，此固世不多见者也。

三、孙思睿翁令眷，壬戌年怀孕丧子，悲泣过伤，因而咳嗽。自秋至冬渐至喘不能卧，两足水肿，腹胎六月。诸医治咳分利罔效，最后招予。水势泛溢，腹大如鼓，其面反瘦，脉细如丝，两尺全无，此肾水也。孕妇患水，其胎必伤，况两尺脉全无，胎已息矣。宜急治其水以全孕妇，惟金匮肾气汤可救，遂以本方加人参一钱，附子、肉桂各一钱。如此半月，水忽大下，尽湿被褥，流溢床下，而腐胎随堕，其时气脱昏厥。令急服参附汤，而稳婆诸妇争论不肯煎，盖以扬俗产后，禁用人参故也。幸思翁自主，推诸妇出房，用大铫①自煎频灌。半日半夜，通服人参六两，附子两余，夜半回苏，而余咳余水未尽。

---

① 铫（diào）：指煮开水熬东西用的器具。

仍用金匮肾气汤一月，始水尽咳止。

四、殷凌霄兄令眷，年近五十，体肥便血，先医皆用芩连凉血寒中之剂，将两月而未痊。仲秋忽遍身发麻，合目更甚，因不敢合目，遂不寐者半月矣。诸医作风痰治疗，用星夏天麻秦艽，病益甚。请余求治，病人畏怖，许以重酬。诊其脉虚大而濡，便血犹未止，胃弱不能食，面上时有火起，此气随血下而虚也。盖卫气行阳则寤，行阴则寐，卧则卫气行于阴，气虚行于阴，遂不能周于阳，故合目则身麻也。正合东垣补气升阳和中汤证，即用补中益气汤，加苍术、黄柏、干姜、麦冬、芍药各五分，二剂病知，四剂病减，十剂血止病痊。予再往诊，病者托故他出以避药矣。夫对证合方，其应如响，于此可见。

五、陈圣年令眷，年近三十，夏月大劳之后，伤风发热，汗出不止。初医作阴寒，用参附理中汤，汗虽止而增烦热作渴。易医作伤寒热病，用柴芩白虎不效，议投承气汤下之，取决于余。诊其脉，虚大如绵而不数，烦躁不得卧者已六日矣。视予曰：先生何着红衣耶？望其色，面赤如妆，舌苔灰黑而滑，以脉合证，乃虚阳外越也。用汤试之，喜热饮，饮止一口，则非大渴可知。盖此证本于劳倦内伤而兼风暑，所以多汗发热。初医者因汗多误用姜附，以致烦渴。继医者不辨虚实，翻用苦寒，虚作实医，逼阳外越，俨如热病，正合东垣当归补血汤证也。证似白虎，但脉不弦长为异耳，误服白虎必死。今误服不死，幸也，岂堪复投承气乎？余用黄芪五钱，当归三钱，麦冬一钱，五味子五分，服后得寐片刻。再剂熟寐时许，醒则热退，面黄脉敛。次日往诊，惟舌黑不改，盖前姜附之余也。用前药减黄芪一半，加人参、茯苓、甘草二剂，舌苔黑退，变微黄色，遂思饮食。如此平补半月而愈。

六、程若思守戎令眷，年二十外，腹痛作泻已久，渐增口舌生疮，因疮痛不能食热物，益致痛泻不止。前医谓痛泻宜温，口疮宜凉，用药牵制，辞不治，决之于余。诊其脉两关虚大无力，食物便呕，呕止即腹痛，痛则下泻，而满口之疮白如米粒。余曰：此脾虚寒也。盖脾土虚则肾水乘之，逼心火上逆，致口舌生疮，乃上焦假热，实中焦真寒。惟治其寒，不惑其热，宜用附子理中汤冷饮，使暗度上焦之假热，而冷体既消，热性随发，脾土得温而实，则肾水不上乘心，心火不逆，口疮不治而自愈，此五行相乘之道也。遂以附子理中汤加茯苓，令其冷饮，病人不知有姜附也。服四剂，口疮果不痛，再求治痛泻。予曰：但药热饮，则痛泻自止。温补一月，痛泻方愈。后十余年，怀孕病痢，亦用桂附干姜而愈，胎竟不堕。人之脏腑各异，不可以一例论也。

七、休邑汪介臣，流寓瓜镇，孙媳素有脚气证，余不知也。产后弥月，脚指微痛，继又乳痛。前医者不知用何药，脚乳皆不痛，渐次发热耳聋，言语谬妄，或歌或笑。又一医作阳明病，用大黄下之，下后愈甚。十日后求治于余，两手脉沉细欲脱，耳聋神昏，唇焦舌黄，身微热，口苦干呕，身痛僵卧，不能转侧，夜则呢喃谵语不休，至辰刻乃止。邪之错杂，不辨何证。但足三阳经皆病，身痛僵卧太阳也，夜谵语阳明也，耳聋干呕少阳也，又非伤寒三阳合病下利之证。先以三阳经药投之，观其应否，用紫苏、葛根、柴胡为君，二陈为使，日投四剂，通身微汗，遂能认人。自言腰腿痛甚，余方识其为脚气也。盖前医初误致脚气冲心，再误下致脉细欲绝。幸人壮实，两误而邪尚在三阳，未入于阴，犹得汗解，始能神清。即以前药加苍术、防己、独活、赤芍、当归，作脚气主治，痛渐下注于足趾，半月方愈。若入三阴脚气冲心，即喘汗厥逆，不可治矣。

八、俞子浩兄令眷，年近四十，艰嗣多郁，颈傍结一核，数年矣。后因丧子，其核渐大，内逼咽喉，妨碍饮食，有似外科失荣证。疡科作瘿瘤治，愈大愈坚，渐加发热咳嗽，竟似失荣证矣。用逍遥散治之不效，又仿《外科正宗》用益气养荣汤，内有参芪。甫二剂，便喘不能卧，由是医药杂投，有用葶苈泻肺者，有用苏子降气者，渐致汗出泄泻，阳气下脱，六七日喘犹不止，已备终事，复商于余。诊脉细数，余沉思良久，其先结核乃肝木部位，郁久化火，此火结之核，尚非失荣，误用黄芪助其肝火，火灼肺金，因而大喘。先无他病，虽然喘久，断非气脱，盖乙癸同源，肾肝同治，补肾滋肝，引气下归。用六味地黄汤加归芍、麦冬、五味子、牛膝，服四剂喘定，二十剂能平卧。后用六味地黄丸加沙参、元参、贝母、归芍丸药三斤，并结核亦全消矣。

九、吴侣张金宪尊阃，素有饮证，频发呕吐，医者用生半夏、生附子，以生姜汁入药调服。如斯一月有余，计食生姜二十斤，意图除饮之根，不无用药过激，遂致耗气亡阳，七日夜不能合眼而寐，招余往诊。脉浮细如羹上之浮脂，指点便散，自知周身之气行于皮内，渐渐有声，行至巅顶双目前，如眼镜两圆光荡漾，即遍身汗出，昏眩不知身在何处。余曰：此真阳外越，不急救之，瞬息便脱。用仲景之附子汤：人参、白术、茯苓、附子、赤芍各二钱，服后得合目昏睡片刻，醒时两圆光即收。本日又进一剂，夜则熟寐达旦。如此六七日，人事方清爽。痰食是其本病，嗣后以前药去芍药加半夏、甘草，畏生姜不用，医治两月，方能出户而立。缘生姜辛能散气，多食几至亡阳，此过剂用奇之患也。即以前药为丸，十年不发矣。

十、李三升文学尊堂，年七旬外，春末胃中大痛，呕吐紫血碗许，而痛吐犹不止，脉细数而弦，两胁肋胀痛，胃中硬满，因怒未伸而致病。经云：怒则气逆，血郁于上，此证是也。用归芍、郁金、黄连、制吴萸、丹皮、黑山栀，以滋抑肝气之逆，少加沉香，以为向导。连服五七日，痛虽止，而胸阻塞不开。易医谓高年胃冷，用辛温宣气之品，即大便秘结不通，食饮难下，脉变细涩不堪。予议高年血液枯衰，火结于上，恐成膈噎，辛燥不宜。而病人亦恶药，遂以芦根、甘蔗、梨、藕、莱菔各取汁煎膏，用人乳、竹沥调化，频频咽之。半月胸结始开，能吞稀粥。竟不服药，惟食汁膏，尚延数载。

十一、程锡蕃兄令眷，夏月酷暑，夜忽畏寒索被，即气塞喉中梗噎，无奈坐起，大吐紫血条并血水约半盆。深夜请附近医家，误认阴虚，用凉血藕节等药。次日往视，脉沉而紧，手足清冷，胸腹胀大。此因暑月贪凉食冷，本质虚弱，气被暑伤，中宫益冷，不能健运，蓄血暴吐，乃经之阳络结则血上溢之病。急宜温里，若作阴虚，指日便成蛊证。用桂枝、赤芍、生姜以温经，用苍术、茯苓、炮姜、砂仁、甘草、半夏以温里，如斯八剂，身得大汗，腹中肠鸣，溏泻数次，肿胀方消。后以六君子合理中香砂，调治而愈。

十二、萧我容翁令眷，年近四十。戊辰夏月，胸胁胀满，吐血涎血片，两三日一发，饮食衰少，而经水时或大行不止，有似崩漏。初真州时道皆以凉血滋阴为主，以致脾胃益虚，竟不能食，来扬就医。脉之细濡不任寻按，有时忽大。此思虑伤心，脾血不归经，非真阴虚损。丹溪云：胃虚则血出上窍，脾虚不裹血则血下崩。此非血热妄行之证，用人参、白术、茯苓、炮黑、姜香附，温补中宫；用当归、白芍、枣仁、丹皮，以和营血；重用人参，服一月，吐血先止，下血暂少。后脾胃得温而胀减，再加黄芪、元眼肉，合归脾汤以收功。

十三、张其相兄未出室令爱，首春咳嗽，乃恣食生冷，肺受寒邪，所谓形寒饮冷则伤肺也。前医初作伤风，以苏、前解表。殊不知邪不在表，而直伤肺，不知温肺，致寒不解，咳甚吐血。前医见血，遂改用归、芍、丹皮、苏子、杏仁、贝母，以清滋肺热。服二剂，遂发寒战栗，手足厥冷，身痛腰疼，咳吐冷水，脉沉细紧，表里皆寒，正合小青龙加附子证，用麻黄、桂枝、细辛、赤芍、干姜、附子、半夏、茯苓、杏仁、甘草，二剂手足回温，四剂通身冷汗大出，咳止大半。再去麻黄、附子，二剂全愈。若泥吐血阴虚，迟疑其间，安得有此速效耶？

十四、周旦友令眷，年近三十。两年前产值隆冬，又因气郁，少腹之旁结有弹大一丸作痛，初亦甚微，后渐痛甚，上冲心胁，呕吐不食，必待其痛吐气衰一二日方止。医治两年，作气积血积寒气攻劫皆不效。人渐消瘦，经水数月不至，家居于乡，上城就医。其脉弦而紧，询其病状，答以不发时间或寒热似疟，胁肋常胀，发则少腹之弹丸即长大如王瓜，痛冲于心，呕吐不能食，衰则仍归于少腹。此产后冲任脉虚，寒气内袭，积瘀凝结，为妇人之痂痕。此厥阴肝病，故自下而厥于上也。用肉桂、附子、当归、赤芍、柴胡、川楝子、乌药、小茴香数十剂，发日渐疏，而痛亦减轻。续以东垣酒煮当归丸①服半年，经水始通，痛亦不发。但少腹之弹丸，终不能消，而亦不孕，数年后变蛊病而殒。盖此证攻劫所伤，经水断绝，正气衰微，邪终不散，故寿亦不永也。

---

① 酒煮当归丸：出自《兰室秘藏》卷中妇人门，组成为茴香、黑附子（炮）、良姜、当归、炙甘草、苦楝、丁香、木香、升麻、柴胡、炒黄盐、全蝎、延胡索。

十五、吴饮玉兄令眷，未出室时，左肋下素有气积，时时举发而痛，在家皆用逍遥散治之罔效。嫁后怀孕三月，此积竟冲心而痛，痛甚昏厥，手足逆冷，口出冷气，脉沉弦而紧。此肝经积冷，结为冲疝，非桂附莫效。又属世医之女，且怀有孕，举世皆禁桂附，予何敢用焉？其太翁言修先生曰：大人要紧，胎且置之。遂投以当归四逆汤：桂枝、当归、芍药、炮姜、附子、吴萸、甘草、茯苓，服下即应手取效。每食生冷必发，发则必须前剂，怀孕在腹，屡发屡医，而胎竟不伤。今所生之郎，已十有余岁矣。后以东垣酒煮当归丸，服三年未断，其冲疝不发并形俱消，屡屡生育。经曰：有故无殒，先圣之言，岂欺人哉？

十六、徐从甫令爱，年近四十，暑月病疟，治失其宜，疟虽止而遗病不痊，自毗陵来就医。脉细涩无神，脾胃败伤，呕酸腹胀，面目浮肿，发热自汗，不思饮食，形骸骨立，经绝不行已半年矣。检毗陵药方，皆干姜、丁沉、吴萸、半夏、陈皮、厚朴疏削等药。疟后气血交虚，何能当此燥剂，致增诸证。余用人参六君子汤加当归、芍药、砂仁，平补以调气血。一月有余，病减半能食，热退而汗全止。次年春间，值彼诞辰，大劳数日，前证复作，更多咳嗽喉痛，口舌生疮，夜出盗汗，俨似阴虚劳病，拟治后事。予曰：脉不细数，虽经不至，真阴未伤，犹可治也。不过因劳而复，仍属脾虚。《中藏经》曰：脾虚则上下不宁，谓咳嗽发热也。此为假火，不可以水折，反用人参、白术、茯苓、炮姜、麦冬、五味、甘草，合理中生脉汤。服二剂口疮愈，再二剂喉痛止。去炮姜加归、芍，十数剂热汗咳嗽全退。后以白术煎膏，人参汤化下，专主补脾，百日而康，经亦续行。

十七、教门阮汉章室女，年十七岁，素脾虚作泻，因丧弟悲恸，即经闭半年，腹中有形而痛，发热咳嗽，腹胀作泻，虚劳证全。《内经》云：二阳之病发心脾，有不得隐曲，女子不月，其传为风消为息奔者，死不治。此证幸其脉细缓，不涩不数，真阴未伤，尚属脾虚，犹为可治，然非百剂，断不能取效。市井之医，欲攻积通经，予止之曰：血之源本于心脾，今心脾俱病，血源不生，虽通无益，徒伤阴也。遂用白术、茯苓、甘草、丹参、土炒当归、鳖甲、沙参、香附、陈皮等药，果热渐退，咳泻皆止，但腹胀未减，经闭未通，腹有结块。此必积瘀，用古方万应丸，以生干漆炒去黄烟为末，用地黄、牛膝熬膏为丸，日服三十丸，米汤清晨吞下。将一月，经水即通，下紫黑血块，渐次腹消。仍以前药调治而愈。若不先治其本，妄行攻坚，鲜有不败者也。

十八、程其相兄令眷，咳嗽二旬，先医作伤风治不效。又医作肺寒，以桂枝、干姜、细辛治之益甚，又一医作痰火治颇安。最后延余，诊其脉三部皆涩，不浮弦，非风也；不细紧，非寒也；不滑数，非火也。每日寒热汗出，鼻有清涕，咳嗽不能卧，右身不能着席，痰涎甚多，又非虚损。初诊未得病情，即前医痰火颇安之药，姑以应之。及出门后，追思其证，应属肺痈，令人取回前药。问所吐痰涎，气味腥甜否？彼令侄追至黄师古兄宅中，答以腥甜。余曰：几误矣，此肺痈将溃也。易用苡仁、贝母、甘、桔、桑、杏、麦冬、白及、银花、防风，服后臭脓大出，间吐鲜血，脉方现数。盖因前痈未溃，肺胀大，脉反涩而不出，故不数也。病人素阴虚，臭脓去后，便有发热盗汗等证，易用熟地黄、山药、茯苓、丹皮、紫菀，兼补肾阴。时当酷暑，少加人参、五味、合欢皮，以救肺金。迨秋气清凉，方获口完咳止。隔年因多食椒姜，其痈复溃，亦如前法治之而愈。

十九、式武族侄令眷徐氏，年将三十，平素嗜烟，因内热复恣食生冷，性又畏热。夏初伤风，未经发散，肺藏寒热素伤，外风未散，郁而为肺痈。初不知服何药，痈已成，始迎诊视，则咳喘不能卧，寒热互作，项强不能转侧，脉浮大而数，此肺痈将溃矣。告曰：肺上生疽。彼尚不信，用苡仁、贝母、甘、桔、葶苈、防风、桑、杏、栝蒌等药，服三四日，大脓一出，皆粉红淡血及黄色稠脓，但腥不臭耳。他医谓非肺痈，果痈则隔幔犹臭，今不臭，非痈也。不知此痈因风因冷而伤肺，非火热刑金之证，乃肺疽，故不臭也。医治十余日，脓尽肿消，不甚咳嗽，彼以为脱然而愈矣，遂畏热露卧檐阶，夜受风凉，次日大热大喘，犹秘不言。至第三日手足抽搐，头痛如破，汗出不止，周身痛极，颈项后仰，角弓反张，昏厥下利。询之再三，始言其故。余然后知为破伤风也。外患疮疡，破伤风寒，角弓反张，尚为不治，今内痈伤风，则更难治矣。已备棺衾，求余格外治之。遂以桂枝、细辛、赤芍、附子、炮姜、茯苓、甘桔，先治风寒，仿小青龙治法。如此药不易方，服七日，身方柔软，汗泻稍宁，略有生机。忽又发喘，不能平卧，腹胀如鼓，两足肿硬又成水蛊，此平素饮冷之故。遂朝服金匮肾气汤一剂，桂附各一钱以治水；午用人参、白术、炮姜、茯苓、苡仁、五味子、甘桔补中保肺。盖病者中寒，麦冬贝母清润之药，一片不能入剂。倘误用之，则泻不止故也。肿消喘定之后，肾气汤易为丸，参术煎药，计服百剂，然后痈完咳止。嗣后不能断烟食，冷咳肿病，每年必发，皆以温肺温胃而愈。此肺痈变证，治病必须圆活，因病制方，不宜固执也。

二十、真州张右山兄令眷，久便血不止，以病状来郡，问治于余。询前治法，先用归地凉血不效，继用补中益气不效，又用归脾汤重用人参亦不效。困惫在床，求药治疗。证经三治法罔效，岂非阴结乎。经曰：阴络结则血下溢。余用桂枝、赤芍、生姜、大枣和营而开络；人参、白术、茯苓、炮姜、甘草补脾以助其健运之常；当归、枣仁引血归肝，姑以此试之。不意竟属斯证，三次来郡取药，半月而血全止。续后咳嗽气促，乘船来郡就诊，脉细紧，两尺犹甚，咳而兼喘，颈脉大动。予曰：便血既久，气随血脱，肺脾肾三经皆虚，将成水肿，惟有金匮肾气，汤丸并进，加人参于汤药，坚心久服，方得取效。病者乃同道李仲易兄之姊，仲易兄医理精通，不以予言为谬，坚服百剂而愈。

二十一、李怀白兄令眷，程休如先生之令爱也。怀孕六月而便血者，三月矣，群医治不效，请余治之。诊其脉濡弱如绵，视其爪甲全无血色，两足虚肿。问其食每餐一盂，食后即腹痛泻去，方不胀满。问其药则四物汤加地榆、秦艽、蒲黄、香附、陈皮而已。余曰：脉证如斯，脾土大伤，不急补脾，何以大产？用白术、茯苓、炮姜、砂仁、甘草补脾为君，桂枝、当归、赤芍、艾叶温经为臣，姜枣和胃为佐。如此四剂，三月不止之便血，一朝而止矣。继以此药，不加减者两月，至次年大产一男，皆吉。产后半年，又复便血，习以为常，一月不药，因劳昏仆，此乃复病，遂卧于床，用参数两，服前药弥月方愈。反不似怀孕之时，真阴在腹而易效也。嗣后遇怒，便血常发。

二十二、卞宅内眷屈氏，五年前便血，因医过用黄连乌梅苦寒凉药，血去肝虚，苦寒伤肝。肝主筋，遂手足拘挛，项背强痛，两胁结块，手不能屈于后，足不能履于地，坐卧于床者四年，饮食衰少，形骸骨立。幸经水犹通，天真未绝耳。因往屈宅，便令诊之。脉弦细紧，答以肝经虚冷，须服温经热药，用桂枝、细辛、当归、赤芍、半夏、茯苓、附子、吴萸、甘草立方，令其自制药服。彼畏药辛热，反多谤议，弃置不用。一年后又往屈宅，别诊他病，再请诊之，病益甚，予曰：仍是前方，如放心百剂或效，然不可必也。因诸医遍治不效，不得已以余方自制，姑试服之。十数剂颇安，两手和柔。来又求诊，更加干姜。往诊十余次，皆前药加减，或官桂，或桂枝、附子，每剂钱半，姜亦如之。惟立药方，彼自制药，坚服半年，手即能举，足亦可步，胁块皆消，周身筋舒，竟为全人。屈宅本籍关东，崇敬时道，因不相信故不用药，惟立方也。

二十三、李子立兄令眷，年三十外，频次半产，产后未及满月，便乘凉食瓜果，中秋夜乘凉，外感风寒，即咳嗽恶寒，呕吐痰水，又当经水大行之后，前医不辨外感风寒，犹用调经养血补剂。见咳嗽益甚，又疑去血过多，阴虚咳嗽，再用麦冬、贝母，以致表邪不解，里冷益深。恶寒发热，汗出咳喘，坐不能卧，吐不能食，腹胀作泻，遍身麻木，筋骨冷疼。自疑必死，促备终事。急迎救疗，脉浮细而紧，余曰：风寒积冷，表里皆邪，须重剂方解，无足虑也。以小青龙汤加减，用桂枝、细辛、防风、赤芍、附子、干姜、半夏、茯苓、杏仁、厚朴。二剂得冷汗一身，遂喘定得平卧。如斯八剂，表邪解后，咳喘身痛甫退，旋即里冷发作，腹痛下痢白脓。转用附子、干姜、肉桂，合胃苓汤八剂，冷积消。胃气本厚，故易效也。

二十四、邵子易兄令眷，年四十外，形盛多痰，素有头风呕吐之病，每发一二日即愈，畏药不医，习以为常。二月间感寒头痛呕吐，视为旧疾，因循一月，并不服药，渐致周身浮肿，咳喘不能卧，呕吐不能食已五日矣，方请医治。切脉至骨，微细如丝，似有如无。外证则头疼身痛，项强肤肿，足冷过膝，咳喘不能卧，滴水不能下咽，沉寒痼冷，证皆危笃，必须小青龙汤方能解表里之寒水。但苦药不能下咽，先以半硫丸一钱通其膈上之寒痰。继以麻黄、桂枝、细辛、附子、干姜、半夏、茯苓、吴萸，煎剂与服。初剂尚吐出不存，又进半硫丸一钱，次剂方纳，如斯三日，虽小有汗，足微温，而脉不起，全不能卧，寒水之势不退。余辞之，令其另请高明。有一浙医视为湿热，用木通、灯草、腹皮为君，幸病家粗知药性，不令与尝，专任于余。改用生附子十剂至四五日，通身得汗，喘咳始宁，方得平卧，频频小便而下体水消，非此大剂何能化此坚冰？后用理中桂苓加人参，匝月方健。询彼家仆人，乃平素贪凉冷所致。若此证属脾肾虚寒则不可治矣。

二十五、洪育沧兄令眷，于归① 未久，正月上旬，胃中大痛，前医用苍朴炮姜香附不效，至夜痛厥。次日迎诊，六脉沉紧而滑，昏卧于床，不知人事，手足微温，身体软重。告曰：寒痰满中，非辛热不醒。时孙医先用附子，不敢服，余用附子、干姜、半夏、茯苓、白蔻、陈皮一剂，服后半夜方醒，自言为人释放回也。次日再诊，谆言人虽醒而脉未回，寒邪犹在，仍须前药，勿功亏一篑也。而洪宅素畏热药，弃置不用，以他医参、术、炮姜、半夏平和之药为稳妥。殊不知邪未退而温补，反致助邪。医将一月，终日呕哕不息，饮食不餐。至二月初三，哕变为呃，其音似吠，越邻出户，连声不息，口张不能合，四肢厥冷，扬手掷足，欲裂衣袂，目珠上视，其势危笃，从未经见者也。京口名家见病愈重，而药愈平，但用丁、沉、柿蒂、乌药、橘红、半夏应世之药而已。急复求治，余曰：脉细疾无伦，几于不见，若不以大温之药疾驱其寒，亥子之交，必致阳脱。遂用生附子、生干姜、半夏各三钱，吴茱萸一钱，一剂气平，二剂手足回温，其夜计服四剂，吠声方止，仍如前呃。次日仍用前方，但换熟附子，加茯苓、橘红，

---

① 于归：出嫁。

每日仍服半硫丸三十颗。一月后加白术合理中、六君，共计服药百剂，方能食饭不呃，经水始通，渐次调治而愈。此证可为病家医家惟求平妥、酿病不医之鉴。

二十六、萧俎玉兄令眷，年近三十，病头眩呕吐，饮食减少，经水不调，积年已久。因其大便秘结，真州时道皆作血虚肝火，而以归芍、丹皮、生地黄、麦冬、贝母治之，病益甚。甲申冬，自海陵回真州，舟中招诊。脉细紧而滑，畏寒抱火，手足麻木，十数日一发，饮食不餐，胸口一胀，即头眩呕吐，吐去痰水稍愈，隔十数日又发，遇行经而血甚少，亦不如期。以脉证相参，此气病，非血病，乃脾胃虚寒痰饮证也，所以脉紧而滑。若血病则涩矣，滋阴养血，适足益病。夫大便秘结者，津液上吐，无以润肠，乃冷秘虚秘，非燥秘也。遂用人参、白术、茯苓、半夏、炮姜、天麻、香附、生姜，以东垣白术半夏天麻汤为主，专用气药，以温胃阳，全不杂一味血药，恐助阴也。立方回真州，令其常服，两月后萧兄持煎药方来求立丸方，谓药已中病，病愈大半。今大便反溏，非若从前之秘结，观此则非血虚燥结明矣。凡人禀气血之躯，患病不偏于气，即偏于血，不辨气血之偏，何能求效耶？

二十七、曹启心兄如君[1]，生育多胎，体质虚弱，有脑寒鼻塞流涕之证。怀孕七月，先咳嗽，前医不谙，以流涕为伤风，误用发散，因虚愈咳，咳甚则吐食。又以为胃寒，用六君子汤加炮姜，服之愈甚。继招余治，脉弦数六至，胎脉固当数，然不滑数而弦数，此必阴血大亏也。启兄云：平素胃寒，麦冬、贝母，入口便吐泻奈何？予曰：治

---

[1] 如君：妾之别称。

病必以脉为准，今脉弦数，定属阴虚，滋阴不可，补阴独不可乎？此因咳而吐，非不咳而吐也，但治其咳自不吐矣。《脉经》曰：阴虚阳无所依，令人多呕者此也，岂阴虚独无呕病乎？定以熟地黄为君，山萸、茯苓、山药、石斛、苡仁、沙参为臣，枇杷叶为佐。四剂知，十剂咳嗽全止而产一男。产后再以当归、川芎、桂枝、辛夷、炮姜、黄芪温补之剂以医鼻矣。

二十八、瓜镇胡宅之内眷，隔幕诊脉，两尺弦数，左关单弦，独异他部，默不言病，似欲考医者。余因脉言病，谓两尺弦数，定为下部之痛，数则为热，必有血证，但不知为何病。彼家然后直告，谓一月前小便淋秘而痛，因其夫常宿青楼，疑为梅毒。疡医以斑蝥毒剂下之，致血大下而痛愈甚，经数医杂治而病不减。非敢试医，因亵病不能直陈耳。余遂以脉辨证，弦者肝病，数者火证，少腹乃肝部，妇人肝经内络廷孔。廷孔者，溺孔之端也。郁怒生肝火，火循经而结于廷孔，所以初病小便淋秘而痛，误行攻劫以致益甚。因属隐疾，不便明言。以逍遥散去白术，加生地黄、炒山栀、龙胆草、木通，连进二剂。次日痛减，因复再招，遂以阴疮证书封问其夫，合病则治，否则当别延医也。其夫云的是此病，即以前方服十余剂痛止。减去胆草、木通，加丹皮、白术、香附，十数剂而愈。

又一妇人，中年心事郁怒，血崩已久，因血虚而肝火益甚，流于下焦，内结阴疮，少腹有块，按之则痛，大小二便常时下迫，痛甚下脓血如带，则痛稍减，隔十日半月，又痛又下。此属虚邪，虽用滋肝凉血之药，治之不效，血液日耗，渐变虚劳寒热咳嗽痛楚而殒。

二十九、程毓松兄令眷，年近三十，素贪凉食，冷寒注下部，致成寒湿脚气，夏触风凉，其疾即发。脚气之恶，从未经见，往岁轻举他医所治。壬午年夏月，脚气上冲，头疼身痛，呕吐不纳药，阴躁不能卧，令人扶挽而走，彻夜达旦，如狂之状，脉细疾而硬。煎剂不能咽，此阴甚格阳，格拒不入，作伏暑夹阴治法。先以来复丹[①]碾碎，汤调服下，以通其格拒，服后方能纳药。再用六物附子汤[②]以治阴寒脚气：附子、干姜、肉桂、防己、苍术、茯苓、半夏，驱逐逆上之阴寒。四五剂后，脚气方下归于两足，而烦躁呕逆渐除，能进米饮，七八日足始热而痛愈。

三十、同道周兄令媳，值阿翁作古之后，怀孕三月，患脚气，两足肿痛，用药敷之，已不合治法。母家见痛甚，又用炒热麦麸频熨不息，脚果不痛。而申酉时即跳跃如狂，谵言乱走，天明至日中皆安。如是三日，不识何病，因以相招。脉弦长而数，余告曰：此脚气冲心，故语言谬妄。幸两寸脉未变，脉长而数，尚在阳明。此因火迫上逆，须用肉桂引其下行，使脚仍痛方妙。彼因有孕不肯用桂，余谕之曰：狂跳不息，胎亦不安，去病即所以安胎。经曰：有故无殒，用桂无害也。竟用肉桂五分，余皆三阳经治脚气药，二剂即两足复痛，人事清楚，不狂妄矣。后彼家自治而愈。

三十一、吴中璧兄令爱，年将及笄[③]，出痧后半月，惟口甜喜唾，不思饮食，胃中隐隐微痛，脉虚软而迟。幼科以口甜为胃火，作余热治之，此常理也。但脉不长不数，口不渴而反喜唾，必以前过用膏、芩，热虽解而中寒生致有此证，且口甜者，脾虚之真味也。胃阳发露，

---

① 来复丹：见于宋《太平惠民和剂局方》及《普济方》，组方不同，但均用于上盛下虚。痰厥气闭，心腹冷痛，大便泄泻。
② 六物附子汤：方出《三因极一病证方论》，组成为附子、桂心、防己各四钱，白术、茯苓各三钱，炙甘草二钱，生姜7片。治风寒暑湿四气流注于足太阴经，骨节烦疼，四肢拘急，自汗短气，小便不利，恶风怯寒，头面手足时时浮肿。
③ 及笄：女子15岁古称及笄。

无实热脉证，反属虚寒，当变法治之。用六君子汤加炮姜、益智仁，二剂知，四剂即口不甜而能食。

大凡痧痘真阳未破之童身，苦寒可以恣用。出幼男子、经通女子及已婚娶破阳，痧痘当用膏连十分者，宁用七分，以防中寒。曾治一妇人，产后未满月出痧，幼科尚未用凉药，痧回七八日，卒然腹痛厥逆呕吐，六脉全无，径用四逆汤加人参、肉桂，数剂方痛止脉出。又见一幼男子出痘后，未得温补，卒然腹痛厥冷汗出，未终日而殒。

三十二、汪彦玉兄令侄女，年十三岁，夏月喜食瓜果，仲秋患心内怔忡作呕。幼科作气虚治，用参术不效。又易医误认为大虚用归脾汤，本家恐其过补未服。至夜呕吐即昏厥，手足逆冷，不知人事。用生姜汤灌下，数刻方苏。次日迎诊，六脉沉弦而紧，身疼头眩，手足冷麻，胸前嘈杂。余曰：沉弦主饮，紧则为寒，此外感风寒，内停冷饮，表里寒邪未解，脉沉怔忡皆痰饮证，非虚也。用桂枝、苍术、半夏、茯苓、炮姜、白蔻、陈皮，数剂呕止，转发呃。更加附子，则每日吐冷痰水碗许，呃乃止，怔忡亦愈。仍用前剂，则夜夜微汗，身发瘾疹作痒，身痛方除。此风邪化热而外解也，继用理中、桂枝、二陈，医治月余，里寒退尽，能食不呕而痊。

三十三、乔俊升光禄[1]令爱，年七岁，二月苦冷，右胁忽大痛，呻吟不绝，手不可近，脉沉弦而紧，手足厥冷。幼科不知何病，嘱余治之。予曰：半月前曾呕吐长虫，不能饮食，用乌梅丸吐止，今又胁痛，合而论之，厥阴寒证也。当温里为急，用桂枝、赤芍、细辛、干姜、半夏、吴茱萸、茯苓，日进二剂。右痛移于左，而下连于胁，此少阴

---

① 光禄：专司掌管宫廷膳食杂务的官员。

部位也。遂加附子，又二剂则夜发热，咳嗽喘促，鼻煽，下利黄水。余沉思良久，其吐虫时便尔受寒，未经解表，今见诸病，皆属小青龙汤证，乃寒水冲逆于上下，当以汗解。但病因循日久，必兼温里，用桂枝、细辛、麻黄、赤苓、半夏、附子、干姜、五味子、甘草、生姜，日服二剂，得汗而热退喘定。再二剂又汗而泻止，胁肋之痛，移于少腹。始去麻黄、细辛、桂枝，换肉桂以温里，其痛方除，每日微汗。八日后咳嗽始宁，十日后以理中汤合桂枝汤，温经调治而愈。观此足征幼儿伤寒，当与大人同治。世俗皆谓小儿纯阳，不宜温热，岂小儿竟无三阴病耶？

丙戌续案

三十四、吴楚佩国学令政，年五十八岁，十数年前病寒，误用凉药，几至危殆，得团弘春温剂而愈。致遗中寒痰饮，咳喘胀满不能卧之证，数年一发，例用温肺汤加附子而平。己酉仲秋，不由外感而咳嗽，因素有痔血之病，乃追怨弘春之热药，恶姜附如仇。延至初冬，则虚寒毕露，右尺脉全无，反真阳外越，两足发热，夜置被外，面赤咳喘，右肋气冲，不能着枕而卧，乃寒水上逆，水蛊之机。暗加附子，以茯苓为君，附子、炮姜、半夏为臣，芍药为佐，用真武汤之意，日投二剂。将一月，咳止胀消，反恶寒足冷。彼方知本体虚寒，遂加人参、白术，冬至后阳回足温。药不易方，至立春尺脉略出半部，春分后始得满部，而痔血亦愈。芍药加多，必致溏泻，病时谤议汹汹，惟病人不为所惑，必不易医。右尺半年无脉，姜附药二百余剂方起于床，可谓沉寒痼冷矣。

胎产治效

一、王蔚园兄令眷，山右先生六媳也。怀孕八月，忽下血不止，其胎欲堕，又值秋暑，呕吐非常。医士沈目南与余同道，主以固气防脱。用大剂参附汤，频灌一夜，服参三两，熟附两许。天明胎堕，而产母幸全，惟虚惫之极，脉微似脱，饮食就枕匙进。扬俗产后例不用参，次日不免大减，至第三日忽然床上跳下，满房乱走，或笑或哭，竟似颠狂①。而沈医先生认为瘀血发狂，用芎归汤加童便，煎成将服矣。余适至，急止之。诊其脉散大无伦，面赤气促，不避亲疏。予曰：前夜血脱于下，今复阳亡于上，不急救瞬息脱矣，此亡阳证也。仍用前法，以人参五钱，附子二钱，急煎与服，随又一剂方定。令人抬上床，闭目一刻，及醒前事皆忘，仍复卧床，头不能举。继用参、芪、归、术、炮姜等药，医治七日，忽腹大痛，先泻后痢，红白频下，二便不禁，势更危笃。因询夏月食瓜果否？若曾恣食瓜果，尚为寒痢，不然此即五藏之气绝于内，为下脱证，万无生理矣。家人答以日食西瓜，于是告以必须姜附。王兄首允，即用附子理中汤加肉桂、赤芍、茯苓、砂仁。七日痢止，转变呕呃，吐痰眩晕，大便频而溏，不能登桶，全不欲食。盖平素胃冷多痰，元气稍振，本病复萌，其呕呃眩晕皆痰饮也。屏去血药，专用附子理中汤加茯苓、半夏、天麻、白豆蔻，每剂人参三钱。医治百日，计服人参数斤，床上方能坐。若其狂跳时倘无灼见，则差之毫厘，便失千里矣。

---

① 颠狂：即癫狂。

二、瓜镇吴象衡兄令眷，怀孕临盆，丧子悲恸。不数日生产一女，悲怒交加，产后即胸胀寒热烦躁。历医三四位，皆主疏气消瘀。至七日不效，始迎余治。脉虚大无伦，烦躁作渴，辗转于床。时值秋暑，目中流火，视物皆赤。予曰：此产后虚烦，真阳外越，若不温补，必致危殆。象衡素自用^①，答曰：胸胀如此，岂胜补药耶？烦热如此，岂胜温剂耶？余言之极力，其岳家亦以前用消克其病愈甚为辞。象衡为理屈，不得已听余用药。余勉以归脾汤加炮姜，用人参一钱，服一剂颇安，再剂则热止得卧。如此三日，诸证皆回，但胀满未解耳。彼怀疑误补，又惑前医之言，以前胡、厚朴、陈皮、半夏、知母、丹皮，清热宽中，五六日胀满未除，更增腹痛泻利，汗多不食，呕哕似呃矣，病益加重。前医束手无策，又复求治。余曰病危矣，前药亦不应，须用附子干姜，挽回于万一，言明不效勿怨。遂用人参五钱，附子、白术、干姜、肉桂、茯苓各钱半，大温大补，始克有济，下咽一刻，即汗敛呕止。如此大剂，十日泻止能食，一月方减药，而病亦渐愈。若其复请时，以前医翻案，置怀不以援救，岂不坐视其毙乎？

三、乔世臣大行令政，年近三十，本体气虚，中寒痰饮，频年半产，因此更虚。酷暑小产，呕吐不纳药食者数日矣，即参附汤亦难下咽，汗出如水。证皆气虚，因思盛暑伤气，中宫愈冷，暑挟痰饮上逆而吐。略去产后，作中暑呕吐，拟用半硫丸，而沈目南同道亦以为然。遂进二十丸，不吐，又进二十丸亦不吐，再进二十丸全不呕矣。继以人参五钱，半夏、茯苓、附子各二钱，日进三剂，专作暑医。三日后加白术、炮姜，减附子，温中补气，饮食始进。七日后减参二钱，调

---

① 自用：自以为是。

补匝月，方能坐于床。始终皆用气药，若泥产后芎归，去道远矣。

四、程元美兄令眷，年近三十，产后未满月，得发热咳嗽、吐血盗汗等证。产前并无此凤疾，合当温补。而前医竟作阴虚主治，投以四物汤、知、柏、花粉、黄芩，病愈笃矣。予往视之，脉浮大而数，按之中空，壮热喉痛，咳吐血涎，腹胀作泻。此产后误用苦寒，中宫虚冷，逼阳于外也。用理中汤加麦冬、五味子、黄芪，服后阳气内归，则脉细如丝矣。其初吐之血淡红，血涎乃脾虚不裹血，非阴虚火逆冲出之血也。煎药仍主前方，更加八味丸兼补肾水，所谓土旺自生金，毋拘拘于保肺；水壮自火息，毋汲汲于滋阴是也。

调治半年，经水方通一次，旋即不通，咳嗽未全止，脉涩不滑，脐下结块。其时喜尊素先生诊脉，亦云非胎，定为血痕。以八味地黄丸加倍桂附，添入降香节、牛膝以通经，日服不辍。忽腹大痛，意其经通，不意竟大产而生一男。夫病中及质弱者，胎脉临产尚且不形于诊，则脉不足凭矣。医道诚难言哉。

五、马彬五别驾①，未出仕②之十年前，尊阃大产，去血过多，昏晕大虚。前医重用人参芪术，已虚回血止，饮食如常，惟昼夜卧于床，不能坐起，坐则头眩耳鸣，必睡下乃可。如此已七十日，日服人参四五钱不效，招予治之。诊脉惟细迟无力，而饮食不减平时，肌肤声音似无病者。此产后不慎起居，肝肾气虚，肝虚不摄气故眩晕也。仲景谓之褥劳，久则成痿，用仲景之羊肉汤治之。用精羊肉二两，煮熟去肉，再以黄芪五钱，当归五钱，人参一钱，入汤煎熟，日服二剂。十日后即能起坐，二十日即可步履，回季宅母家调治而痊。

---

① 别驾：州府长官的助理。
② 出仕：指做官。

六、瓜镇曹实甫令眷，年将三十。产后二日，忽恶寒发热，头痛身疼，医认作伤寒，断食三日，汗大出而热不退，更增烦躁。实甫具病状，问治于镇江何似充先生。何答云：产后以大补气血为主，虽有他疾，以末治之。药用参、芪、归、术、茯苓、炮姜、麦冬、五味、甘草。实甫复呈方于前治之医，斥之曰：老朽已聋瞆失时，此等伤寒热证，岂堪补耶？又任其专治七日，则愈热愈躁，而脉愈大。暮夜相招，脉散大，呻吟狂躁热渴，扬手掷足，几不欲生。予曰：产后虚烦，急须温补。发药加参，实甫以何药见示，药竟相同，遂放心与服。服毕即安卧，次日脉敛热退。嘱其仍要加参，实甫惜费不用，逾一日夜，复热躁欲脱，通夜服人参七钱始安。如前参芪归术，调补匝月而起。

七、瓜镇王笃之兄，适严宅之女，怀孕九月，冬月苦寒患病。据严宅云：初病是伤寒，已经半月，发表攻里，俱已备尝。因腹中大痛，恐是临盆，稳婆已伺候矣，迎余决之。诊其脉沉细而紧，畏寒之极，坐卧火箱中，犹抱火烘面，其痛在脐上，左右冲击而动，不在少腹，而脉又沉，非欲产之候。此误用攻导凉药，致中焦寒极，非温不可。而前医犹要用行药，谓通则不痛也。予议用姜桂，病家畏桂堕胎。予谕之曰：将产之胎，非若一两月血胞，畏桂行血，且中宫冷极，桂至中宫，尚不能敌其寒，何能下达而伤胎乎。失之不温，产妇且危，去病即所以安胎也。遂用人参、炮姜、肉桂、当归、砂仁、陈皮、甘草，一剂痛减，温补半月方产。产时几至虚脱，得补而回。

八、萧朋玉兄令眷，自真州来郡就医。因小产后发热吐血，真州时道认为阴虚，竟以生地黄、白芍、丹皮、麦冬、贝母治之。殊不知此乃小产后瘀血未尽，因而发热，血不下行而逆于上也。将两月，渐致腹胀而痛，呕吐不食，面黄浮肿，少腹结块，发热恶寒，脉沉细紧，按之坚硬而长，血为凉药所凝，病成血蛊，必须温暖，其瘀方化。用附子、肉桂、炮姜、当归、赤芍、五灵脂、香附、延胡等药，四十剂，遂大下黑血如泥者数碗，由大便而出，肿胀痛一夕皆消。而人虚困殆甚，继用温经和血健脾之药，半载新血渐生，而经再至方健。

九、黄美倩翁令媳汪氏，产后腹痛四阅月，真州来郡，借居吴天其翁宅就医。诊脉细数而涩，脐下作痛，午后发热，恶寒、咳嗽、盗汗，俨然虚损矣，而经水或红或淡犹未止。询真州时道治法，或用大黄、红花、桃仁，或用肉桂、炮姜、附子，遍治不效，渐增发热咳嗽，脉证皆属阴虚。但败浊屡月不止，则非积瘀，又腹痛有形，脉不紧，且已用姜桂附子而痛不减，则非寒。余拟其为肠痈，未遽用药，令其看腹皮粗糙否，脐中有臭水否，腹内可有水声，大小二便可坠胀，所下败浊似脓血否。病人答云：件件皆有。余曰：此肠痈，误治无疑矣。今已溃，未收口，须两月方愈，不能急效，病人唯唯。遂以六味地黄汤去泽泻，加人参、苡仁、当归、赤芍、桃仁、肉桂为煎剂，外用六味地黄丸去泽泻，加人参、黄芪，此外科治肠痈之七贤散也，用蜜为丸。如此煎丸并服，一月咳嗽发热先退，又半月脓血方净，而痛亦止。完口之后回真州。

十、孙飞闻二尹令弟妇蒋氏，产后瘀血未尽，满月后腹渐大痛，脐下有块，大小二便里急后重，大便难出，小便如淋亦难出，前医已用芎归姜桂温之不效。及余往诊，床上不能坐，下迫痛甚，两尺脉独数，肠中水响而又不泻，两腿并腹牵引而痛。予曰：此积瘀为患，尺脉已数，乃血积于肠回环处，寒化为热，将成肠痈，不急通之成脓难治。先用当归、赤芍、苡仁、丹皮、栝蒌、桃仁，痛虽略止而大便不通，不得不用大黄以宣导矣。遂用旧方乌金丹，乃大黄膏、苏木膏合群血药为丸者，早晚各服一丸。大便次日虽通，仍无瘀血，痛不止，又一日进三丸，紫血方下。次日痛减，仍用前苡仁煎剂，以逐其余。至下月经水大通，而痛始全去。

十一、方汉辰兄令眷，右周族叔之女也。大产死胎，稳婆手重致伤子肠，七日后招治。大小两便不通已四日矣，少腹肿痛如坟，仰卧于床，不能转侧。他医作肠痈治，用菜瓜子为君，食之不效。又医作瘀血治亦不效。诊其脉涩而数，因小便胀痛，遂不食，虚惫不堪。余深思良久，肠痈乃瘀血积肠中，久而始化脓作痛。今产后方三日，而即肿痛，断非肠痈。若瘀血作痛，血病不秘小便，若寒痛少腹不当高肿如坟，且脉不紧而反数。以"脏腑内景图"为证，妇人胞门子户居中，膀胱在前，直肠在后。以理揆①之，产时手取死胎，伤而不觉，后三日肿大，前逼膀胱，后逼直肠，故大小便皆不通。其少腹肿高如坟者，乃膀胱中小便也。令老成妇人，以热汤渍布揉按肿处。问痛在前按处否，病人答以肿处不痛，其痛在里。予曰是矣，令渍布者以手重按肿处，则尿如涌泉，瞬刻肿消。续有败脓瘀血源源而下，急令煎大剂参、芪、归、芍、肉桂、附子、炮姜等药，促令煎熟，频频灌下。又令再煎二剂，恐大便随下，以防气脱。后片刻大便果下，几乎晕脱，然卒无害者，幸服药在前也。后用内痈疡科治法，皆用参、芪、归、芍、桂、附、炮姜、苡仁收功。独不用白术者，恐助脓也。医治百日，方能起床，嗣后仍复生产。

十二、汪公肃兄令眷，夏初大产，天气犹寒，生时亦快。而不解

---

① 揆：揣测。

事之稳婆，已至不令上床，令其久坐秽桶，以俟下血。次日即腹痛，大小便皆不通，玉门肿闭，小便反自大肠渗出。第五日请救，脉沉紧。先医用芎归消瘀不效，又用理中补中亦不效，痛胀益甚。细询病状，盖由产后玉门未敛，久坐秽桶，寒气袭入下焦，阳气不通，前阴肿闭，阴阳乖错，小便反从后阴渗出。此非交肠之病，乃属厥阴中寒明矣。所幸者尚未厥逆于上耳，但乙癸同源，肾肝同治，且肾主二便，开窍于二阴，又属厥阴纯寒，只得借用少阴治法，以四逆汤主之：附子三钱，干姜二钱，甘草一钱，肉桂、当归各钱半，日进三剂。小便微通，肿处微消。如此药三日九剂，小便通而瘀血甚少，五日大便通。半月臀上生痈，盖因瘀血未净，寒因热化而作脓溃也。病者幸因前药见效，不致怨热药贻患。

十三、许蓼斋太守令眷，中寒痰饮，姜附时服，平素皆然，产后十年不孕。甲申秋自称怀孕，下血，胎脉不现，用补气安胎药三四剂随止。隔一月又下血，又如前药，又随止。隔一月，又大便下血甚多，以平常时有之证，不服药而饮灯心汤，又服凉药，不但血不止，更增腹胀不食，头眩身麻，冷痰上壅，大便下迫，不能坐立，诊脉弦细而紧，胎脉不见。余遵《内经》阴络结则血下溢治法，用人参、白术、桂枝、当归、赤芍、炮姜、甘草，少加附子。四剂血随止，即现中寒夙疾，胸腹胀大，呕吐痰涎，喘促不能卧，脉更沉小。此证必须姜附，然恐伤胎，而令尊汪闲先翁主持，谓大人要紧，遑顾其胎，且怀胎四月，三见血下，脉不又旺，姜附素常服惯，竟用无妨。遂用姜、附、茯苓、半夏、吴萸、橘红，日服三剂颇安，而胀呕不减。换生附子连服七剂，始得不胀不喘不呕。方改用熟附、炮姜，加参、术，胀满然后全消。未几又气虚似脱，心内怔忡，令人抱按方能卧。又非痰证怔忡，余暂用人参三钱，归脾汤三五日，正气虚回，痰饮又发。仍用前剂，但以干姜配熟附，兼用参、术而兑夏、苓，将一月，年终病退，即不药矣。

乙酉之春，因痰咳嗽相招，胎脉始现，腹大有形。至六月大产男胎，产后本日血不下，小便一日夜不通，脉两尺沉迟无力。此产后下焦虚冷，不能小便。而病人自云旧年病急，多服姜附，致内热小便不通。余亦不与辨，至更余则腹胀如鼓，直坐于床，不能转动，腹中冷气上冲。彼方知尚属虚冷，向余云：内热之说误言耳。惟求急救，若迟则痛胀死矣。其时亦汪闲先翁主持，用附子一两，肉桂、干姜、当归、茯苓各三钱，大铫急煎顿服。少刻腹内肠鸣，尿血大下，至五更方得平卧，后用温补而愈。怀孕服姜、桂、附子药百剂，而不伤胎；产后一夜，服附子一两，亦不觉热，此证世不多见。经云有故无殒，其斯之谓欤？

十四、孙以闻兄令眷，予族侄女也。怀孕值暑月，以西瓜浸井，日食为常，至产后气血交虚，积寒在腹，三日后胸腹胀满而坚，犹如未产，干呕不能食，咳喘不能卧，足冷过膝，脉沉细而硬。其母谓三朝食面，着气停食，再三嘱用消导之药。余曰：形寒饮冷则伤肺，所以喘咳积冷于中，先有胎元真阳在腹，可以胜其冷物，今胎已产，气血两虚，其沉寒痼冷蟠结于上中下三焦，痞塞不通，惟宜助阳消阴。若克伐伤气则阳益消矣。此证非大温热宣补兼施不能望其效也。以闻唯唯，遂以生附子、生干姜、半夏、吴萸以温里，桂枝、细辛、生姜以温经，助以人参、茯苓、赤芍以培气血。以闻日藏人参于怀，暗投药中，以免其岳母谓之恶补也。服至半月，上身微汗而咳喘宁。再服一旬，胸结略下而能纳谷。冷秘二十余日，日服半硫丸二钱，大便方通，其矢碧绿，弹丸续续而下，计两月腹中上下方通。沉寒痼冷未有如斯之甚者，若顺人情而妄用消导，不知作何结局矣。

十五、张渭光兄令眷，年逾二十，怀孕三月，时值仲秋，胎动见紫血水。前医犹用生地黄、黄芩保胎，一二日紫血下不止，腹胀痛甚，延予托诊。脉沉紧，坚而搏手，此下焦冷极，胎已无气，所以血紫也，再用凉血是益其冷矣。用芎、归、炮姜、砂仁温中活血之药，腐胎始下。痛止而胀不消，腹坚如石，胁肋胀满，上冲于心，滴水难下，哕呃烦躁，坐不能卧，卧则气喘，两尺脉皆伏，他部弦细而紧，不任寻按。据证脉竟是肝脏中寒，须作厥阴伤寒治法，其产后芎归套剂，一片不能入口矣。此暑月贪凉食冷，不慎起居，积冷下焦之病。一医犹用参术补中，病家因胀甚不与，病状危笃，力辞不治。坚托无奈，用半硫丸一钱，以开隔上之寒痰方能纳药。继用生附子、生干姜、肉桂、赤芍、吴萸、半夏、茯苓，每日三剂，兼服半硫丸三十粒。如此三日，方就枕不喘，能下谷汤。而胀呃犹然不退，肋下有形而痛，前药换熟附子又服六七日，胸口稍软，哕呃始减，而少腹犹坚，再加当归以和厥阴之血。腹内凝冰，幸而不利，服半硫丸半月，大便通，色皆青绿，终无一点血下，而腹亦消。扬俗满月洗浴，以致受寒病复，前证皆集，但不喘能卧耳。仍用前药治半月方回。胎前积冷，产后中寒，竟与前孙案相同。但此证不大虚，惟不用人参差异也。怀孕内眷，当以此示警。

十六、程农长兄令媳，吴宅之女也。二月大产，天气尚寒，未满月便开窗梳洗，方满月便尔洗浴，因受风寒，次日头痛身疼，遍身筋惕，汗多而热不退，脉不浮而单弦。初诊便告病家，此产后中风大病，不可轻视。用当归四逆汤：当归、赤芍、桂枝、细辛、茯苓、炮姜、甘草，姜枣为引。医治三日，因本气大虚，风邪不解，更头疼如破，筋惕肉瞤，汗出如浴，手足抽搐，时时昏厥，病甚危笃。余曰：此产后气血大虚，风邪直入肝经，已现亡阳脱证，须急用人参固里，附子温经，使里气壮，逼邪外解。否则风邪入脏，必昏厥不语，手足逆冷，呕哕不食，不可治矣。未几果哕，病家遂信予言，重用参附加于当归四逆汤中，更加吴萸以治哕，间加天麻、半夏，兼治虚风。如斯大剂，日服人参两许，附子六七钱，半月后方渐次而回。再去细辛、吴萸，增芪术，四十日方能起床。此证幸病家不吝人参，而任医得专，故获收功也。

十七、吴绍先兄令眷，年三十余岁，平素脾虚中冷而夹痰饮，生产多胎，气虚时晕。癸未春间，怀孕一二月便下血，服药而止。隔一月又下血，药亦不止。听其淋滴不断者半月，欲其堕而不堕，反自止。本性畏热喜风，兼嗜瓜果，六月夜分，霍乱大吐，吐后汗多厥冷，遂昏沉不语，手足抽搐，目珠上窜。次日往看，脉弦细而紧软，卧于床，手足微温，手筋惕动而手即挛，灌以药能咽，呃则欲吐，幸小便未遗，欲小便则有起床之状，人扶起能自立而便。但目不瞪，口不能语耳。此因大吐中虚，寒痰上涌，须用类中风治法，扬医众议不一，适金坛周医驻扬，议论相合，于是定方六君子汤，用人参一钱，白术、茯苓、半夏面①、桂枝、吴茱萸、姜汁、天麻、橘红，灌服二剂，至夜半回甦。计昏厥一昼夜，次日能言，谓周身皆痛，气塞喉中，胸中胀闷，腹痛作泻，外则筋伤而手拘挛，呕呃不能食。又迎鲍医亦主温补，议用肉桂，予因频次下血，恐桂破血，宜用桂枝合真武汤，换炮姜救其亡阳虚脱，议用人参一钱，白术、茯苓、炮姜、附子、芍药、桂枝、甘草，姜枣为引，如此温补之剂，服一月方能坐床进食，后渐次去附子，调理而愈。至冬杪生产一男，母子平安。若病时执怀孕不用附子

---

① 面：粉末。

半夏之说，病必不能除，则产母不保，母不保又安有子乎？程案产后中风则气血交虚，故施重剂。此胎前中风，因未产不甚虚，故剂轻也。

十八、张其相兄令眷，年望四旬。隆冬大产后六日，家务烦劳，遂恶寒发热，身痛呕吐，不知何脉。前医认伤寒，用桂枝、细辛、干姜、吴萸、赤芍、半夏等药，二剂遂大汗不止，血下如注，晕脱者二次。本家先以人参数钱灌回，予踵至，汗犹未敛，脉细如丝，血尚未止。虽有声音而不能言。予曰：血脱益气，此定论也，用人参五钱，附子二钱，炮姜二钱，连进二剂，方汗敛血止而能言语，次日即改用归脾汤加黑姜、官桂，温补满月而起。

十九、程载锡兄如君难产，产后即晕厥，醒后喉哑，全无声音，而人事清楚，脉细如丝，手足厥冷，盖难产玉门久开，寒气袭入，经云：寒中少阴，令人卒然而哑，且脉细厥冷可徵也。用四逆汤急驱其寒以防变证，用附子三钱，干姜三钱，甘草一钱，当归三钱，连进三剂，次日音出，瘀血方下。盖少阴经络尽于喉，寒极于下，肾气不能时上，致卒然失音。若非重剂，入里之寒何能骤解？数日后因难产内伤肿痛，去附子加肉桂、赤芍、桃仁，肿消痛止，半月方愈。

二十、英德县令王公仆妇，年三十外。本山西人，夏月恣食瓜果，八月初旬，产后积冷在腹，五日后腹痛，先泻后痢，两关紧滑，用姜桂香砂胃苓汤，四剂而愈。两三日后，因前寒未解喉痛，又开窗取凉，复受寒邪以致头痛发热，身痛脉浮紧，用芎苏饮微汗而表解，热尚未除，继用桂枝葛根汤，二剂热即退，忽变为神昏不语，掐指剔牙，肠鸣下利，问病若聋，诊脉弦细无力。产后尚未满月，知属里虚，证类中风，用桂枝汤加白术、半夏、天麻、炮姜、附子二剂，五更后即能

卷

四

九九

言。至未申即不能语，坐卧如痴，能言时谓身痛腹疼，其渴饮茶汤日夜两大壶，随即洞泻八九次，肠鸣不食，脉弦细紧。此为风邪直入肝经，乃厥阴之病。盖厥阴病本消渴，风邪不解，内搏为泻，身痛多汗，脉不浮，断非表证，乃骨寒而痛也。且午后不语定属阴邪，准作厥阴治法，不治洞泻。用当归四逆汤：桂枝、当归、赤芍、细辛、附子、炮姜、人参、白术、茯苓、甘草，姜枣为引。服六剂渴全止，夜得微汗，腹痛身疼即解，泻止能言。自立方付彼，令其照方撮药，服十余剂即全愈。

若用育神止泻，不察病名，岂不大误乎？余每见产后不语，不治者多矣。此北人胃气本厚，故合证之药易于取效也。

前程案乃寒中少阴寒水之脏，故终日不语阴也。此证乃风中厥阴风木之脏，木中有火，午后方不语，非纯阴也。所以药亦阴阳对待，不似程案用纯阳药矣。

二十一、适朱宅三小女，体素虚寒，怀孕将产，先胃寒呕吐，服理中汤而止。续即两足少肿，未旬日上肿至腿，渐上至少腹。内怀双胎，其腹胀大欲裂，气喘不能行立。脉细如丝，两足冰冷，小便点滴不通。水已上溢，不急治水，胎必浸伤，而孕妇更不能保矣。谅桂附尚不能敌水，何暇伤胎，且胎已足月，桂附不能犯。遂用附子、干姜、桂枝、人参、白术、茯苓、泽泻，大剂与服，日投二剂。四剂后足微温，小便略有。服至十剂，上腹略软，水尽下注于两足，惟卧床不能坐矣。又十余剂，水从大小二便齐出，消大半，而双生两男。

产后因胎前药力，三朝尚全无病，遂经理家事，忽然腹大痛，大吐大泻，困惫于床，脉细紧无伦，惟恐痛脱，仍用前人参、附子、干姜、肉桂、茯苓、甘草，因腹痛故去术也。日服人参六钱，药三剂，六日痛止。加白术，温补四十日始康。其产后惟两血饼，所下皆水，此阳气虚，血反化水，若执怀孕桂附伤胎而水不下，必致子母两殒。经云：有故无殒，良不诬也。其所生之子，出痘甚轻，则桂附不贻害于儿，亦可知矣。

出痘之儿，因痘甚轻，未满月便出户见风，至满月后作泻十数日，忽患惊风，幼科皆称慢惊不治，已掷于地，惟候死耳。予视之，忽啼号数声，即手足抽搐，眼珠上视，头向后仰，身体僵直。夫慢惊抽搐，不先啼叫，且头不后仰，身不僵直，今有此数证，则非慢惊，盖天钓风也。其先啼者腹中痛，谓之内钓。内钓后即外钓抽搐。此因痘后失调，又经久泻而兼风邪故有是证，必须温经补中。余遂用桂枝、赤芍、钩藤、人参、白术、炮姜、附子、半夏、甘草，灌下二剂，即回苏，但不能吮乳，日进米粥，然一日必啼号十数次，抽搐十数次，而参附药不辍。幼科畏热，暂止数日，即泻不止，泻甚则内钓外钓亦甚。不得已坚用之，抽搐止，即右手足痿软，半身不遂。如此大剂，一岁之儿服至百剂，泻方止，足可站立。但右手尚不能持物，笑则口歪，若非参术桂附干姜，何能有生？有斯病则用斯药，岂以幼儿纯阳不堪辛热，执为定论者哉？